ストレスチェックで変わる

会社の未来

改正安衛法を会社の活力につなげるガイドブック

池田智子
半田有通

世論時報社

推　薦

池田さんの事業場保健活動支援は、平成13年東京都大田区工業団地から始まり、その後茨城県や福岡県の多種多様な事業場に応用展開しながら、独立行政法人労働者健康福祉機構の研究として国内外に発表されてきました。

その保健活動の特徴は、日本の職場文化を大事にし、労働者たちが自身の職場の「強み」を活かしながら計画的に改善していく点にあります。彼らの主体性を側面から支援する産業保健専門家の技術も開発してこられました。

本書は氏の長年の経験によるノウハウが満載されており、どのような規模や業種の事業場にも取り組め、また外部ＥＡＰ機関などの専門職にも活用できるように作成されています。わかりやすく効果の期待できるテキストです。

独立行政法人労働者健康福祉機構
福岡産業保健総合支援センター
所長　織田　進

前書き

労働安全衛生法が改正され、年1回の労働者のストレスチェックが義務付けられました。…と言われても、「難しそう」「ただでさえ忙しいのにややこしいことはよくわからないなぁ」「めんどうなことばかりで効果があるのかね」などと思われるかもしれませんね。

でも大丈夫です。本書では、ストレスチェックの正しい実施方法と、簡単で効果の高い活用方法を、実例に基づきマンガやシミュレーション・ゲームでとてもわかりやすく解説しました。大企業のみならず小規模なお店屋さんや町工場などまで「これなら我が社でもすぐにできそう！」「社員の活力と売り上げUPにまでつながるのだな！」と思って頂けるよう実例の紹介を中心に作成しております。

海外での最新メンタルヘルス対策手法は種々ありそれぞれ奏功しています。が、そのまま日本の職場に導入するには馴染まないものもあるなぁと、著者は常々現場を回りながら感じることがありました。新人社員が上司をどのように慮って弱音を言えないのか、一方上司は新人を理解したいと思うのに、どうして適した言葉を言えないのか、というような日本人独特の心の機微や職場文化、また行動様式を十分踏まえ考慮した上で、真に役立つ実用書に仕上げたつもりです。

著者は、ストレスチェックを用いたイキイキとした職場づくりを法制定以前より13年間にわたり小規模事業場から大企業まで36社に支援してきた専門家と、労働安全衛生行政に長年従事した元厚生労働技官のふたりです。
この本の読者全ての方々が幸せに働けることを願ってやみません。

平成27年4月

池田 智子
半田 有通

目次

第5章　便利なツール紹介……69

あとがき……92

第1章

マンガでわかるストレスチェックの効用

こんなに簡単で、社員の活力と生産性までＵＰ!?

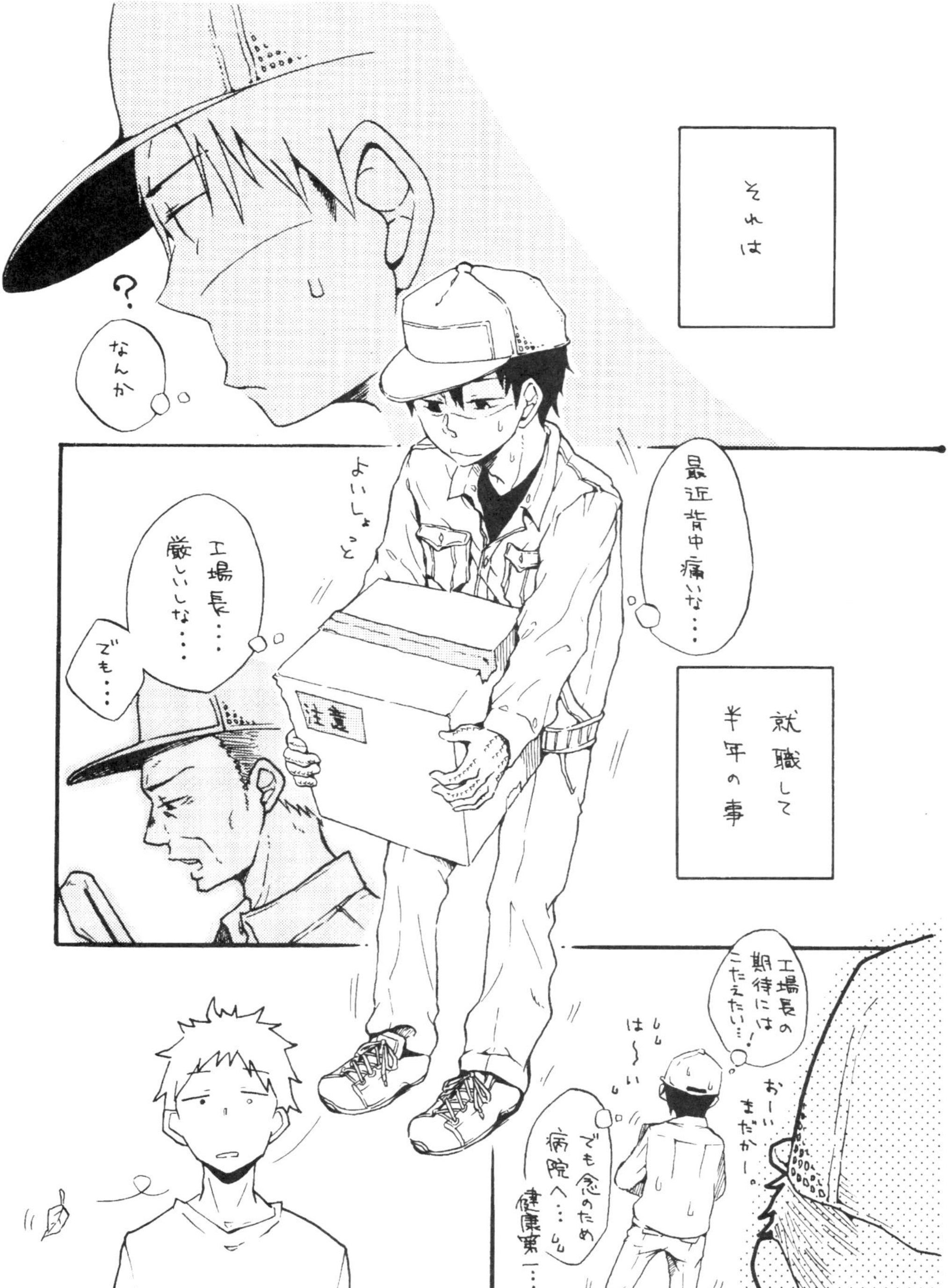
それは
?
なんか
最近背中痛いな‥‥
よいしょっと
工場長‥‥厳しいしな‥‥
でも‥‥
注意
就職して半年の事
工場長の期待にはこたえたい‥‥!
お～い まだか～。
は～い
でも念のため病院へ‥‥
健康第一‥‥

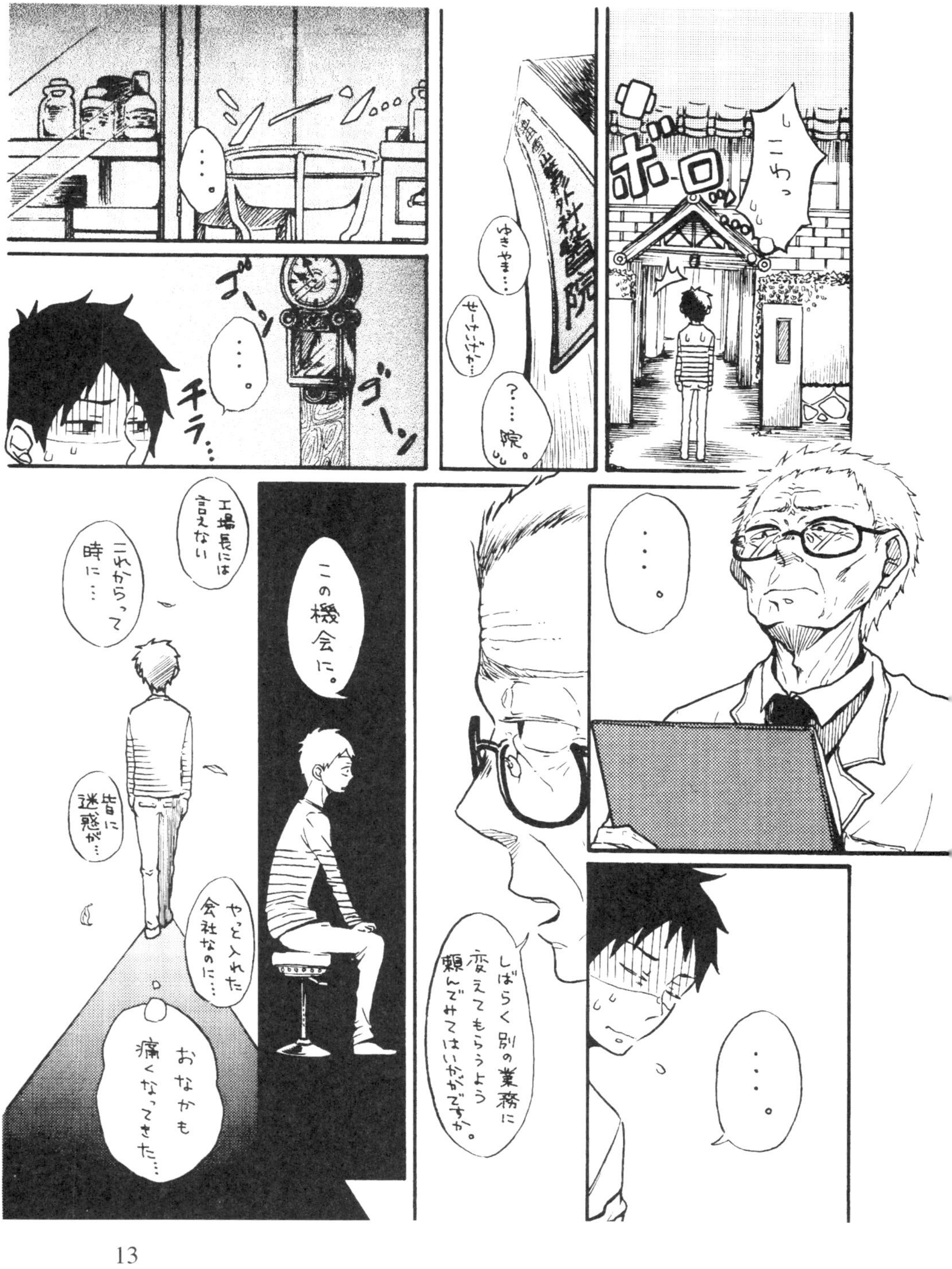
ボロ
こわっ
ゆきやま…
せーけいげか…
?…院。
シィーン…
…。
ゴーン
…。
チラ…
ゴーン
…。
しばらく別の業務に変えてもらうよう頼んでみてはいかがですか。
…。
この機会に。
工場長には言えない
これからって時に…
皆に迷惑が…
やっと入れた会社なのに…
おなかも痛くなってきた…

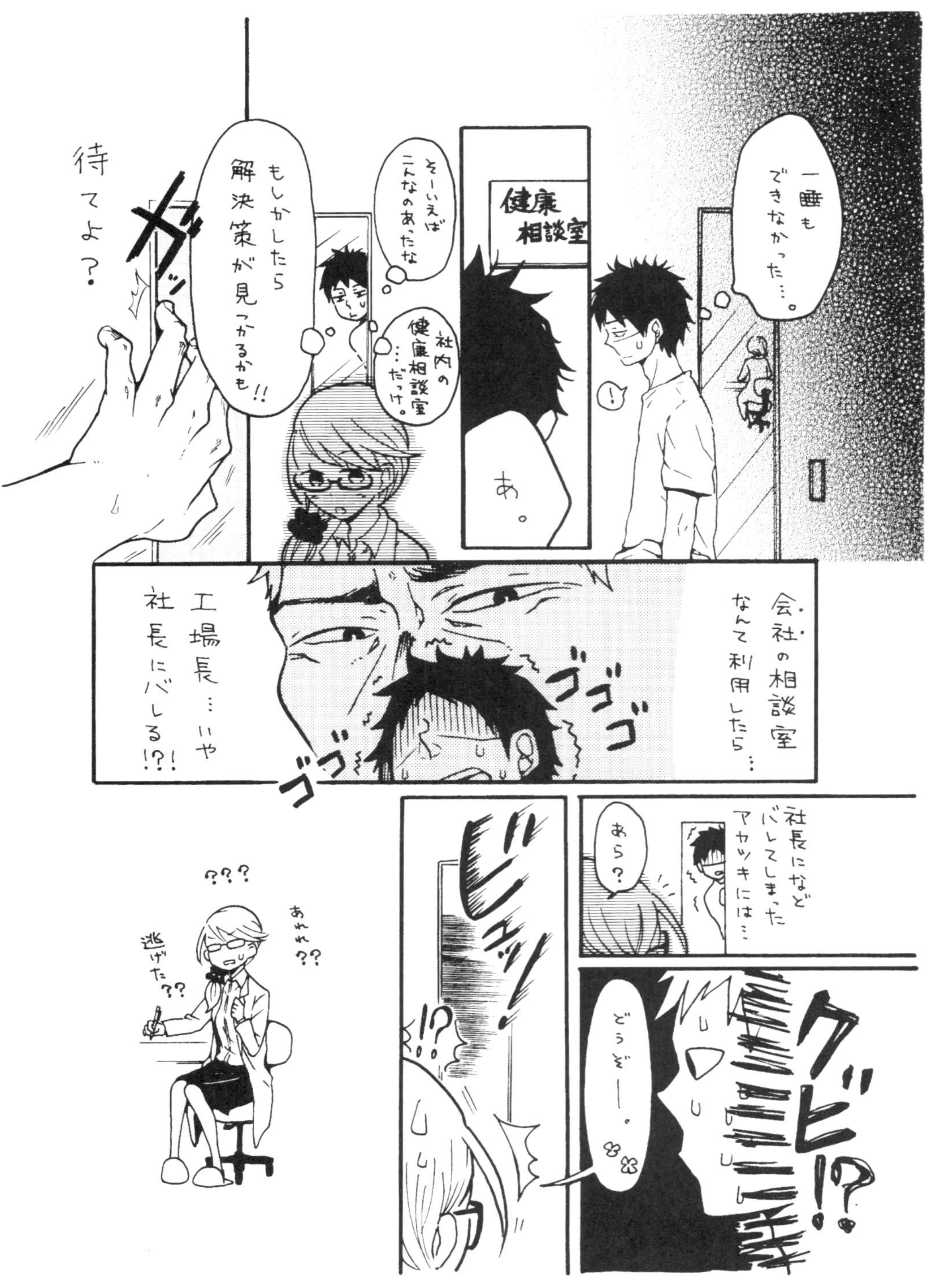
一睡もできなかった…。
健康相談室
!
あ。
社内の健康相談室…だっけ。
そーいえばこんなのあったたな
もしかしたら解決策が見つかるかも!!
ガッ
待てよ?
会社の相談室なんて利用したら…
ゴゴゴゴ
工場長…いや社長にバレる!?!
社長になどバレてしまったアカツキには…
あら?
ビュッ!!
!?
グビ!?
どうぞー。
???
あれれ??
逃げた??

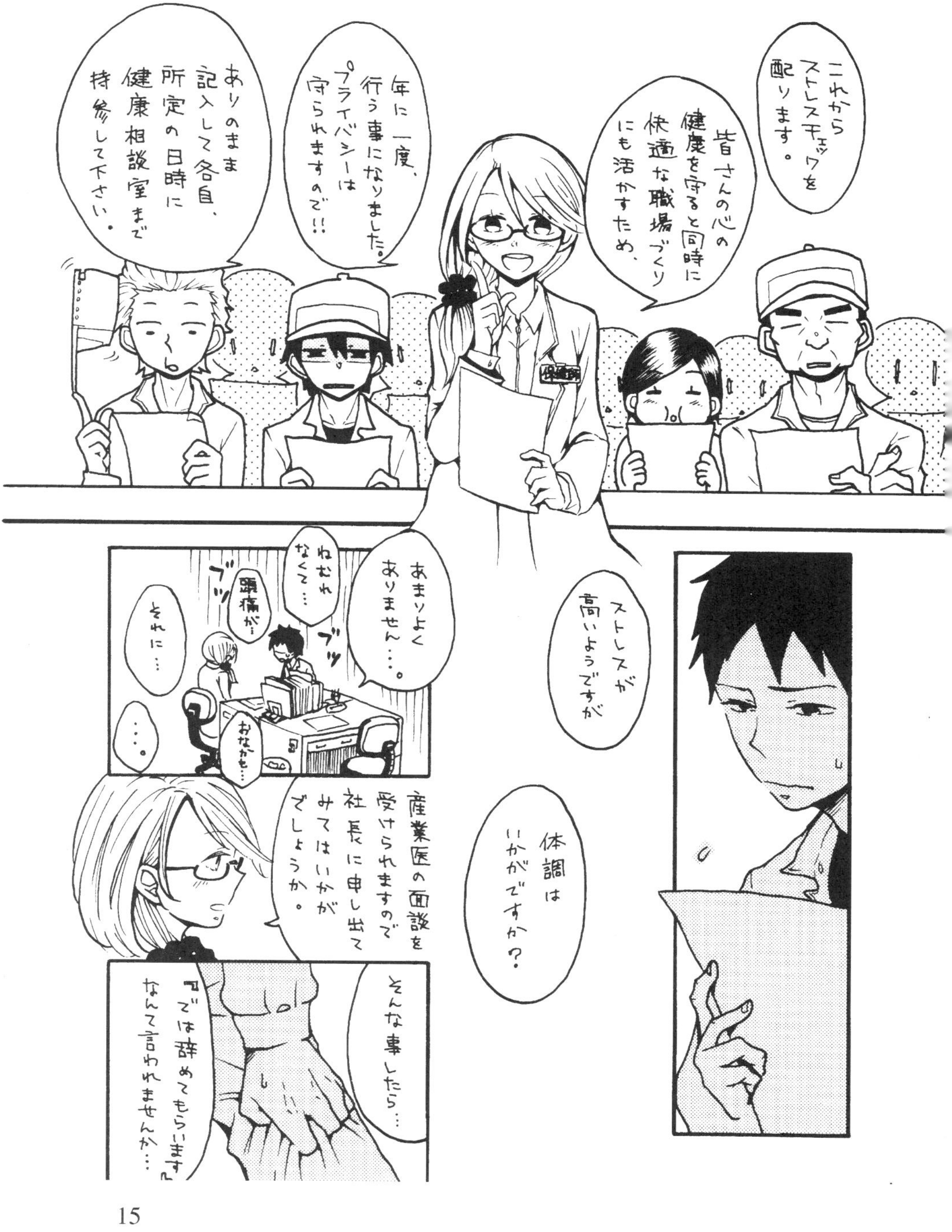
これからストレスチェックを配ります。
皆さんの心の健康を守ると同時に快適な職場づくりにも活かすため、
年に一度、行う事になりました。プライバシーは守られますので!!
ありのまま記入して各自、所定の日時に健康相談室まで持参して下さい。
ストレスが高いようですが
体調はいかがですか?
あまりよくありません…。
ねむれなくて…
頭痛が…
ブツ
ブツ
それに…
おなかも…
…。
産業医の面談を受けられますので社長に申し出てみてはいかがでしょうか。
そんな事したら…
『では辞めてもらいます』なんて言われませんか…

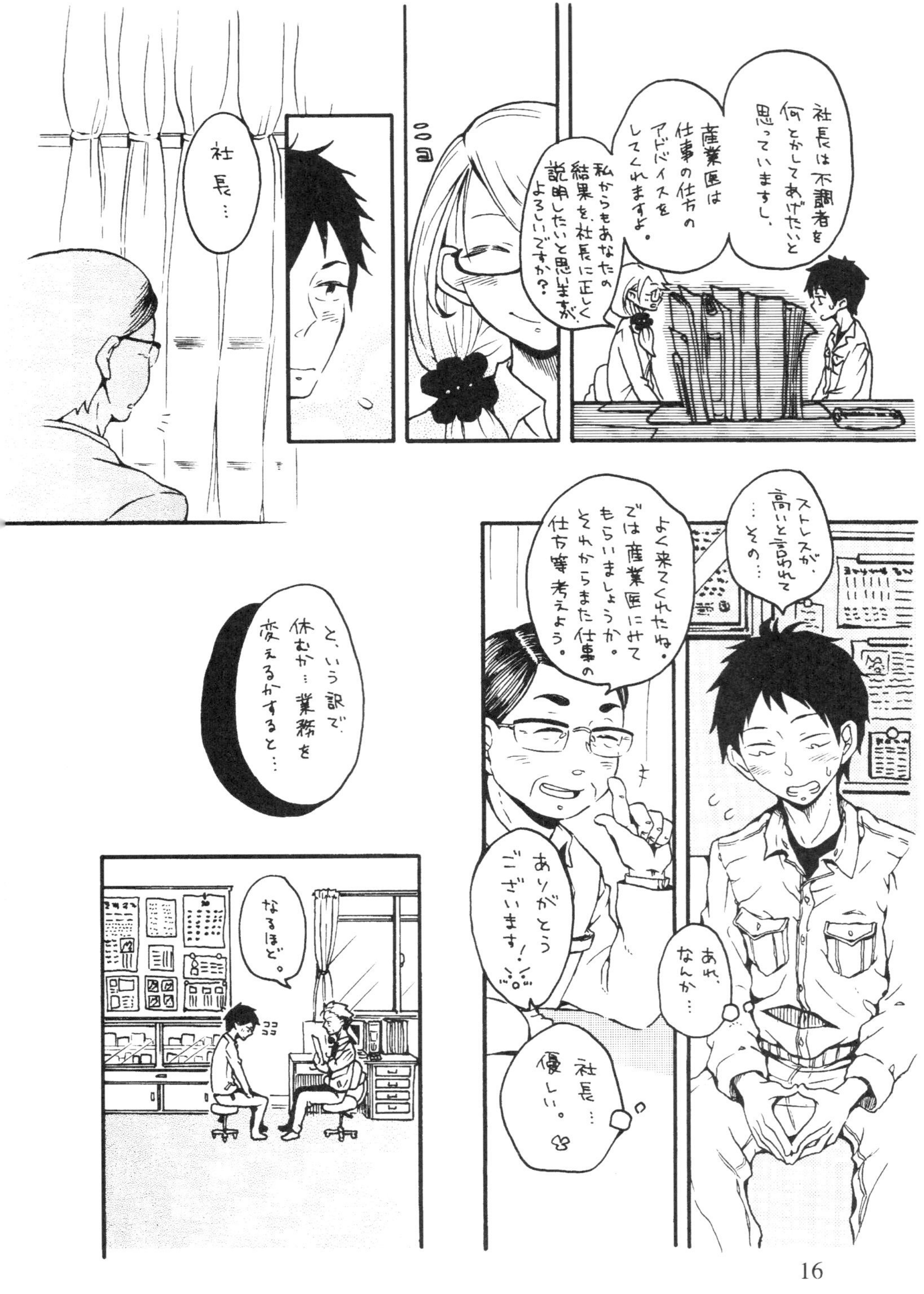
社長は不調者を何とかしてあげたいと思っていますし、
産業医は仕事の仕方のアドバイスをしてくれますよ。

私からもあなたの結果を、社長に正しく説明したいと思いますが、よろしいですか？

社長…

ストレスが、高いと言われて…その…

よく来てくれたね。では産業医にみてもらいましょうか。それからまた仕事の仕方等考えよう。

ありがとうございます！

あれ、なんか…

社長…優しい。

と、いう訳で、休むか…業務を変えるかすると…

なるほど。

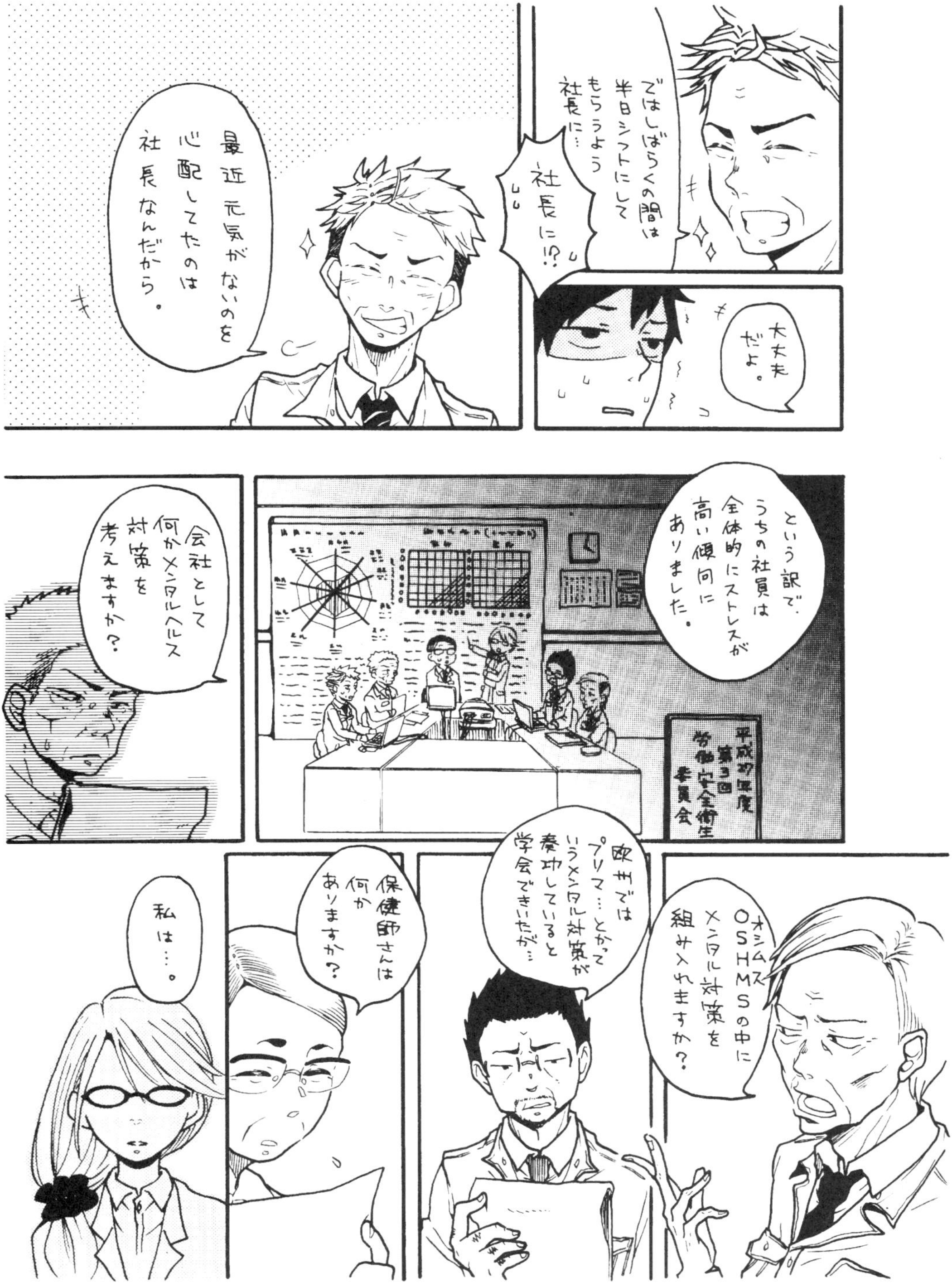
ではしばらくの間は半日シフトにしてもらうよう社長に…
社長に!?
大丈夫だよ。
最近元気がないのを心配してたのは社長なんだから。
という訳で、うちの社員は全体的にストレスが高い傾向にありました。
第3回
労働安全衛生委員会
会社として何かメンタルヘルス対策を考えますか？
オシムス
OSHMSの中にメンタル対策を組み入れますか？
欧州ではプリマ…とかっていうメンタル対策が奏功していると学会できいたが…
保健師さんは何かありますか？
私は…。

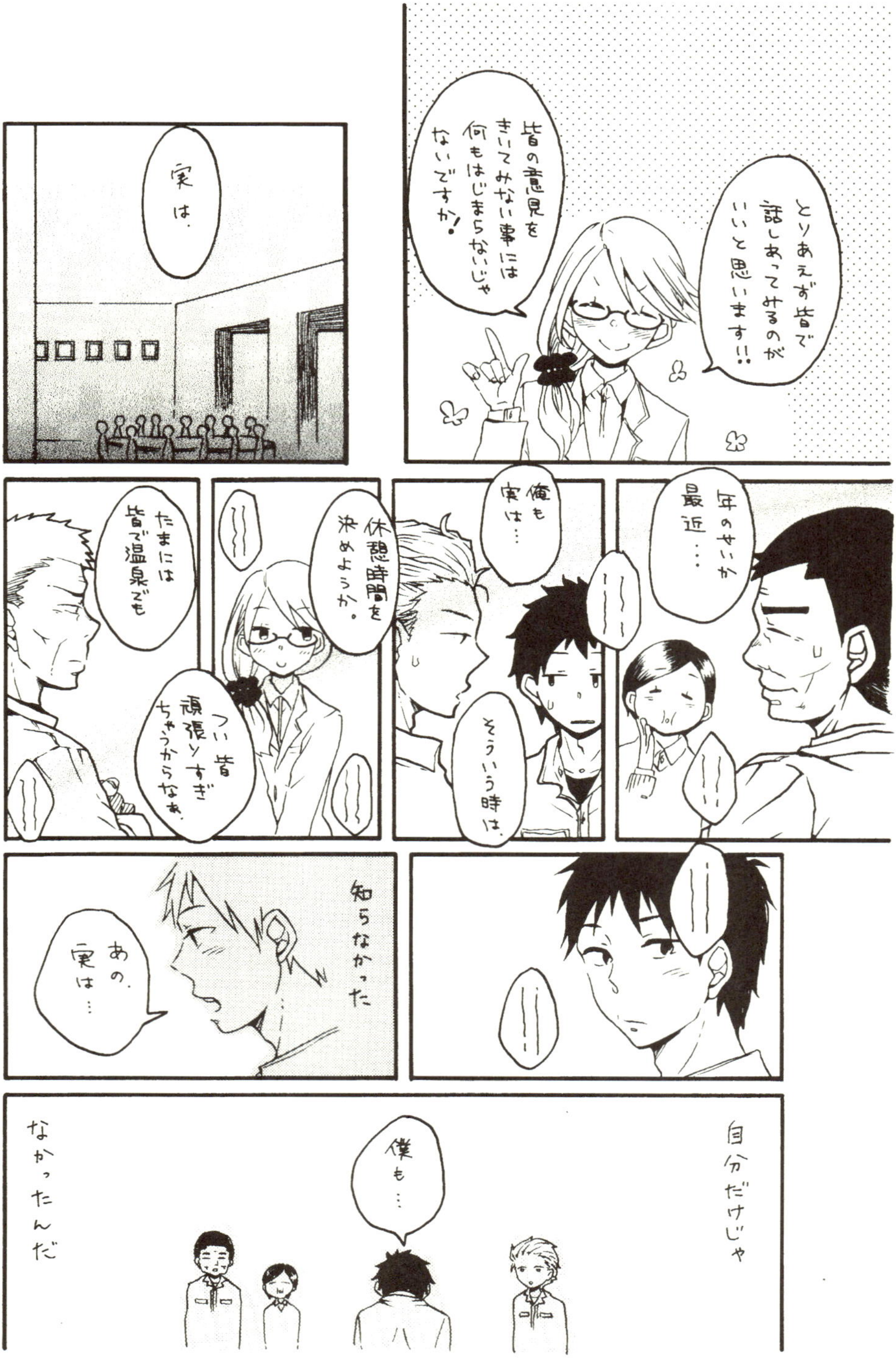

とりあえず皆で話しあってみるのがいいと思います!!
皆の意見をきいてみない事には何もはじまらないじゃないですか!
実は.
年のせいか最近……
俺も実は…
そういう時は.
休憩時間を決めようか。
つい皆頑張りすぎちゃうからなぁ.
たまには皆で温泉でも
知らなかった
あの.実は…
自分だけじゃ
僕も…
なかったんだ

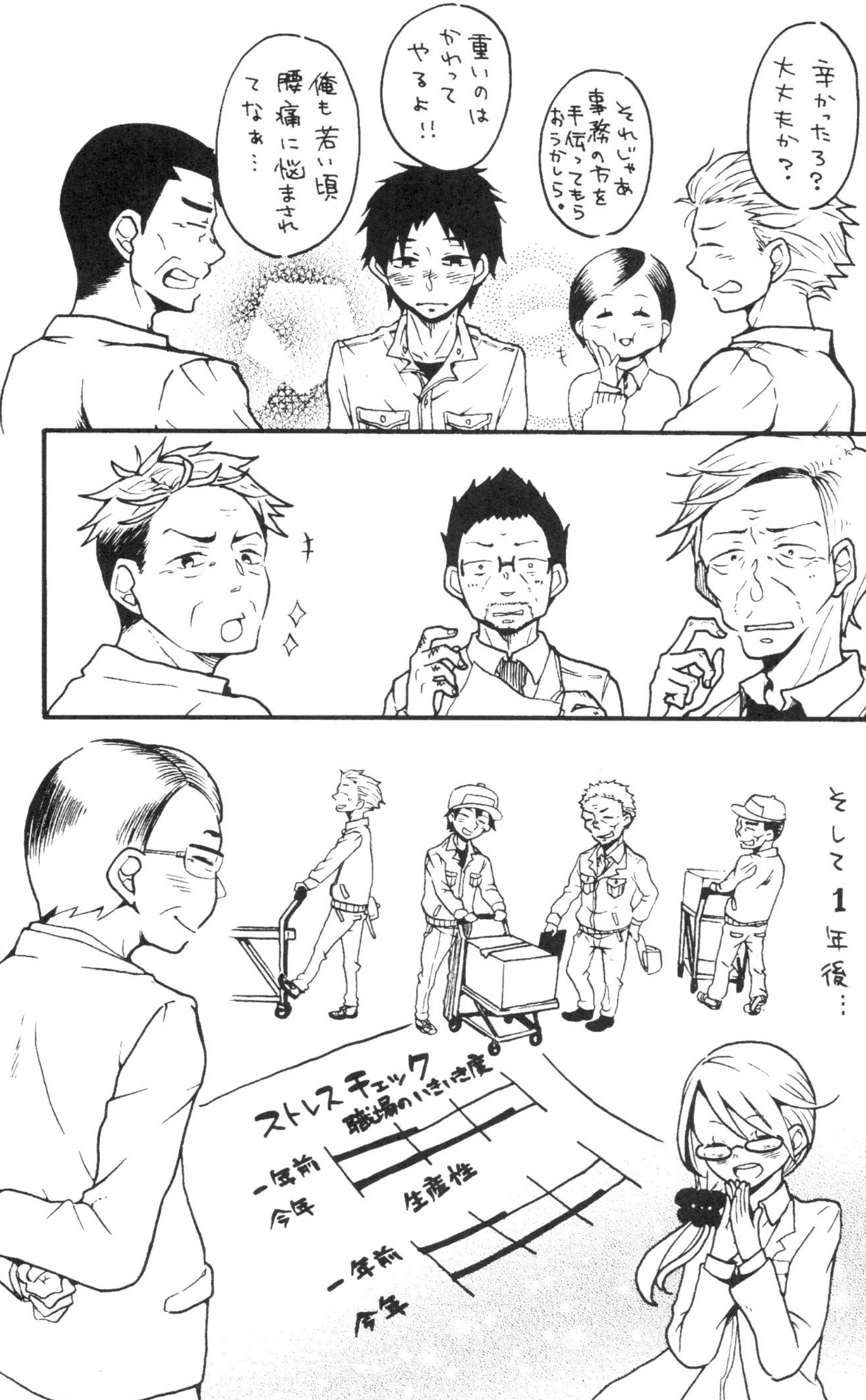
辛かったろ？大丈夫か？
それじゃあ事務の方を手伝ってもらおうかしら。
重いのはかわってやるよ!!
俺も若い頃腰痛に悩まされてなぁ…
そして1年後…
ストレスチェック
職場のいきいき度
一年前
今年
生産性
一年前
今年

1. マンガの概要

これは、〈A金属加工工場：従業員150名、嘱託産業医1名（月1回来社）、常勤保健師1名〉においた実際にあった素晴らしい取り組みを少しだけアレンジした、ほぼノンフィクションのドキュメンタリーです。主人公の「心太郎くん（仮名）」は、大学時代の就活努力も報われず、卒後1年間のアルバイト経験と地道な努力を続けたあかつきにやっと、晴れてこのA社に入社しました。幸い良い人たちに囲まれて、ここで一生がんばりたいと、毎日意気揚々励んでいました。

そんなある日…。日々のノルマが厳しいなぁと感じつつも、何とか工場長の期待に応えようとがんばっているのに、背中が痛みだしてしまいます。念のためと、近所の医院を恐る恐る受診してみたところ…。「この機会にしばらく業務を変えてもらうよう頼んでみては？」などと言われ、思い悩むようになってしまいました。

工場長にそのようなことを申し出ることもできず、結局いつもどおり平気な顔を装い仕事を続ける日々ですが、悩みは消えたわけではありません。社内の「健康相談室」に行ってみようともしましたが、慎重な心太郎くんは「いやちょっと待て。そんなことをしたら工場長や社長にまで知れ解雇されるのでは？」と新たな苦悩も抱えてしまうことに…。

社員全員が食堂に呼ばれ、心太郎くんも皆と一緒に着席。すると**保健師**[1]**さんから「ストレスチェックを全員に行いますので記入して健康相談室に持ってきてくださいね」との説明**。言われた通り指定された日に持参すると「あなたはストレスが高いようですね。体調はいかがですか？」と聞かれました。眠れないしおなかも痛いしなど色々と打ち明けると、[2]**「産業医に相談できますので社長に申し出てみませんか？　私からもあなたのストレスチェックの結果を社長に正しく説明させていただけませんか？」**と言われます。心太郎くんはなかば保健師さんの笑顔に押されてなんとなく「はい。そうします」と答えました。

[3]**社長は、産業医面談を受けられるよう取り計らってくれました。**[4]**産業医は、体調不良への医学的アドバイスだけに留まらず、仕事のしかたも一緒に考えてくれ「社長に、しばらく半日シフトにしてもらうよう頼んでみようか」とまで言ってくれました。**心太郎くんは内心、仕事のことまで考えてくれるお医者さんがいたのだと、とても心強く感じました。

場面は変わり[5]**会議室では衛生委員会開催中です。**[6]**ストレスチェックを会社全体および職場ごとに分析してみた結果ですと、保健師さんが報告しています。**この報告を聞いた委員からは「我が社全体で、メンタルヘルス対策を考えるべきだな」との声。委員は皆、労働安全衛生を熱心に勉強し、学会にも参加して海外の最新メンタルヘルス対策法まで知識豊富な面々です。それだけに「はて、我が社にはどの方法を？」と難しい議論が交わされます。そんな中社長も頭を抱えてしまい、ふと「保健師さんは？」と聞いてみます。すると、「とりあえず社員の皆さんで話し合ってもらいましょうョ」と、いかにも簡単なご提案。そんなこと…専門家の我々にわからないものを、現場従業員では何の解決策も出まいだろうに…、など少し怪訝に思いつつも、すぐにできるからとりあえずやってみようかと思い直し、現場従業員の話し合いをしてみることにしました。**[7]職場ごとに集まり、ストレスチェックの集団分析結果を見てもらいながら自由に話し合ってもらいました。**すると、「たしかに最近きつかったからな。納期が急に変更されたから仕方ないよな」など、分析結果に対する解釈がなされてゆきます。**[8]現場で働いている本人たちの結果に対して、本人たち自身が納得している解釈なのですから、考えてみれば最も正確ですよね。**さらに皆さんから「つい頑張り過ぎちゃうから、休憩時間を決めようか」「たまには皆で温泉でも」など、具体的メンタルヘルス対策案まで数々出されてきたのです。それは衛生委員会の専門家にも考え及ばなかった案でした。

そんな雰囲気の中、心太郎くんが「僕だけじゃなかったんだ」と励まされ、「実は僕……」と背中が痛いことや仕事がきついこと、頑張りたいのに情けないと思う葛藤まで打ち明けました。先輩や同僚からは「なんだ、早く言ってよ」「重いのは代わってやるよ」「それじゃあ半日は事務を手伝ってくれると助かるわ」などのやさしい言葉と具体的提案が、口々に語られました。衛生委員の方々、少し呆気にとられた表情ですね。実はこのお話しのモデルになった実際の事業場の社長さんは「うちの社員を見直した！」とここでつぶやかれました。

1年後。皆さんカートを押しながら楽しそうですね。心太郎くんも元気に工場長と一緒に笑顔です。ストレスチェックの集団分析では「職場のいきいき度」と「生産性」が1年前よりグンと上がりました。

実は1年前の話し合いに同席した際に工場長は「そうか。皆そんなにたいへんだったのか」と気づき、なんとかしたいと**皆からの意見をまとめ、社長に業務用荷物運搬カートの購入をお願いしたのでした。**[9]しかも工場長、実は心太郎くんの元気のない様子にはもうずいぶん前から気づき心配していたとのことでした。心太郎くんにはひたすらオッカナイとしか思えなかった工場長ですが、実は部下思いの上司だったのですね。

ストレスチェックを用いて、**高ストレスの心太郎くんへの個別対応と同時に、職場全体へのメンタルヘルス対策も進めることによって上手くいった好事例でした。**[10]心太郎くんが元気に働けるようになるには、この両方の対策が必要だったことが御理解いただけたでしょうか？　個人に対する保健指導をどれだけ熱心にしても、個人では排除しきれないストレス要因は職場には多く存在しますから。

2．大事なポイント10!!　⑴〜⑽の解説

⑴　保健師さんから「ストレスチェックを全員に行いますので記入して健康相談室に持ってきてくださいね」との説明。

⇓ストレスチェックの実施方法

このマンガでは割愛していますが、第一に重要なのは、ストレスチェックの「目的、実施体制（実施者等の明示）、実施方法、情報の取扱い、ストレスチェック結果の保存、結果の提供に関する同意

取得方法、情報の取扱いに関する苦情処理」などについて、衛生委員会にて審議、決定することです。それを事業場の内部規定として策定し、労働者にあらかじめ周知しましょう。ここで特に注意していただきたいのは、ストレスチェックの目的はメンタルヘルス不調の未然防止を図るものであって、不調者の発見が一義的な目的ではないということです。高ストレス者への個別対応と同時に、必ず全体への職場環境改善も行いましょう。

ストレスチェックは1年以内ごとに1回以上実施することとされ、一般定期健康診断と同時に実施することも可能です。ただしその場合には、ストレスチェックは労働者に検査を受ける義務がないこと、また検査結果は本人に通知し、本人の同意なく事業者に通知できないことに留意してください。混乱を防ぐために、ストレスチェックの調査票と一般定期健康診断の問診票を別葉にしましょう。

ストレスチェック実施者はこのマンガでは唯一の社内常勤専門職である保健師が担当しています。産業医が常勤なら実施者として望ましいのですが、このマンガのように嘱託の場合には、より身近な保健師が実施者となるのが現実的といえます。法では「医師、保健師その他の厚生労働省で定める者」とされています。事業場の状況を日頃から把握している専門職が実施者になることが望ましいです。外部機関（労働衛生機関や健康診断機関、ＥＡＰ機関など）に業務委託することも可能ですが、その場合にも社内の産業医や看護職等が密接に連携することが重要です。

(2)「産業医に相談できるので社長に申し出てみませんか？　私からもあなたのストレスチェック

結果を社長に正しく説明させていただけませんか？」

⇓面接指導の申出の勧奨と、事業者への結果の提供方法

ストレスチェックの結果は他の人が見られないよう個別に直接通知しなければなりません。本人に通知するストレスチェックの結果には、高ストレス者に該当するかどうか、面接指導の対象者であるかどうかも含めましょう。その際以下の事項も伝えることが適当とされています。

①セルフケアのためのアドバイス
②高ストレス者に対して、事業者への面接指導の申出方法
③面接指導の申出窓口以外の相談可能な窓口に関する情報提供

高ストレスと評価された労働者には、面接指導の申出を勧奨することが勧められており、このマンガでも保健師が本人に行っています。

また実施者（このマンガでは保健師）から事業者（このマンガでは社長）へストレスチェック結果を提供する場合には、本人（このマンガでは心太郎くん）の同意が必須になります。

(3) 社長は、産業医面談を受けられるよう取り計らってくれました。

⇓事業者から医師へ面接指導実施の依頼

高ストレス者から面接指導の申出を受けた事業者は、医師へ面接指導の実施を依頼しなければなりません。その場合の医師とは、当該事業場の産業医が望ましく、外部医師に業務委託する場合にも、

産業医資格を有する医師を指定することが望ましいとされています。

また事業者（このマンガでは社長）から面接指導を行う医師（このマンガでは産業医）に対して、当該労働者（このマンガでは心太郎くん）の業務状況や職場環境等に関する情報を提供することも適当です。

(4) 産業医は、体調不良への医学的アドバイスだけに留まらず、仕事のしかたも一緒に考えてくれ「社長に、しばらく半日シフトにしてもらうよう頼んでみようか」とまで言ってくれました。

⇒面接指導の実施方法

面接指導においては、以下に掲げる事項について医師が確認することとされています。

① 当該労働者（このマンガでは心太郎くん）の勤務状況
② ストレス要因
③ 心理的な負担の状況
④ 周囲のサポートの状況
⑤ 心身の状況

さらに以下の事項について医学上の指導を行うことが求められます。

① 保健指導
・ストレス対処技術

・気づきとセルフケア

②受診指導

・専門機関の受診の勧奨と紹介

また事業者（このマンガでは社長）は、面接指導を実施した医師（このマンガでは産業医）から、就業上の措置（通常勤務、就業制限、要休業等）に関する意見および職場環境の改善に関する意見を聴取しなければなりません。そして必要があれば就業上の措置を講じますが、その際当該労働者（このマンガでは心太郎くん）の不利益取り扱いにつながらないように留意することも重要です。

(5) 会議室では衛生委員会開催中です
⇓衛生委員会での共有

ストレスチェックの目的は、高ストレス者への適切な個別対応と同時に、集団分析を行い職場全体の環境改善を進めていくことも含まれています。集団分析結果は、衛生委員会で取り上げ、職場環境改善を計画的に進めましょう。

(6) ストレスチェックを会社全体および職場ごとに分析してみた結果ですと、保健師さんが報告しています。

⇓集団分析結果の検討

厚生労働省では標準的な調査票として「職業性ストレス簡易調査票（57項目）」を推奨する予定ですが、どのような調査票を用いるかは事業者が自ら選択可能です。推奨版以外の調査票を使用する際には、集団分析で職場のストレス要因が明確になるように、**あらかじめ職場の特徴を測る項目を必ず含めてください（第5章「便利なツールの紹介」参照）**。ストレスチェック実施者（このマンガでは保健師）は、個別の評価と本人への通知および申出勧奨と同時に、集団分析も行わなければなりません。その場合、全国平均値との比較や経年変化などが一目瞭然になるような図表を作成するなどの工夫も重要です。

(7) 職場ごとに集まり、ストレスチェックの集団分析結果を見てもらいながら自由に話し合ってもらいました。

⇓当事者参加型

「住民参加」という言葉を連想しませんか？　地域行政に住民が主体的に参加することを指し、21世紀まちづくりのキーワードのようによく使われていますね。人々の健康を推進する公衆衛生の分野でも、昭和50年代後半頃からこのような概念が輸入され、現代の、日本に住むひとりひとりの健康を実現するための国民健康づくり運動「健康日本21」（平成15年厚生労働省告示、平成24年改訂）などに反映されています。つまり人々の健康増進の潜在能力を発揮すべく、当事者集団が協働して行動することを意味しています。それまでは、病気になればお医者さんが治してくれる、あるいは職場であれば作業環境測定士に有害物質の高濃度を指摘されて初めて環境改善に取り組む、というように専門家任せの感覚がありましたが、近年は、自分たちの問題を自分たちで明らかにし、予防や解決策を考えていこうという活動が主流となっています。

(8) 現場で働いている本人たちの結果に対して、本人たち自身が納得している解釈なのですから、考えてみれば最も正確ですよね。

⇩当事者参加型 パート2

基本的に「健康」や「生活・労働スタイル」は本人たちのものであり、医療専門家がその良し悪しを判断したり指示をするものではない、という近年の支援方法の根底をなす理論があります。このマンガの保健師はそれを知っていたのですね。

従業員が集まり、自分たち自身の問題としてとらえ知恵を出し合ってもらう方法です。この時の保健師は指導などしません。が、何もしないわけでもありません。話し合いが順調に進むようによく観察し、「参加者が自己の影響力を自覚できるよう後押しし、集団としてまとまった力を引き出し、彼ら自身で状況を変革していく力を強化できるように援助する…」など、実は専門技術を駆使しながら、ニコニコと側面的に支援しています。

⑼ 皆からの意見をまとめ、社長に業務用荷物運搬カートの購入をお願いしたのでした。

⇓これもメンタルヘルス対策

このマンガでは業務用荷物運搬カートを購入してもらうことで、作業者の身体的負担の軽減と共に精神的負担も減る結果に至りました。医療専門家が考えるメンタルヘルス対策とはかけ離れたことかもしれませんが、当事者にとって重要と思えることが最も効果的な対策だといえましょう。

著者が実際に支援した事業場では「毎朝みんなでガンバロー！　と唱和することにした」「作業に入る前にラジオ体操を導入した」「当番を決めて休憩室をきれいにした」など、お金もかからずすぐに取り組めることで、職場の活力が飛躍的に上がった会社がいくつもありました。ベテラン産業保健スタッフから見たらなんだか物足りないメンタルヘルス対策かもしれませんが、従業員自身が話し合って決め実行した対策、これが一番効果的なのでした。大事なのは「すぐに取り組めることから少しずつ」です。

⑽ 高ストレスの心太郎くんへの個別対応と同時に、職場全体へのメンタルヘルス対策も進めることによって上手くいった好事例でした。

⇓ワークサイトヘルスプロモーション

心の健康づくりのためには個人の努力と環境の改善の両方が必要です。これを、お馴染みのヘルスプロモーションの図（次頁参照）に当てはめて考えてみましょう。

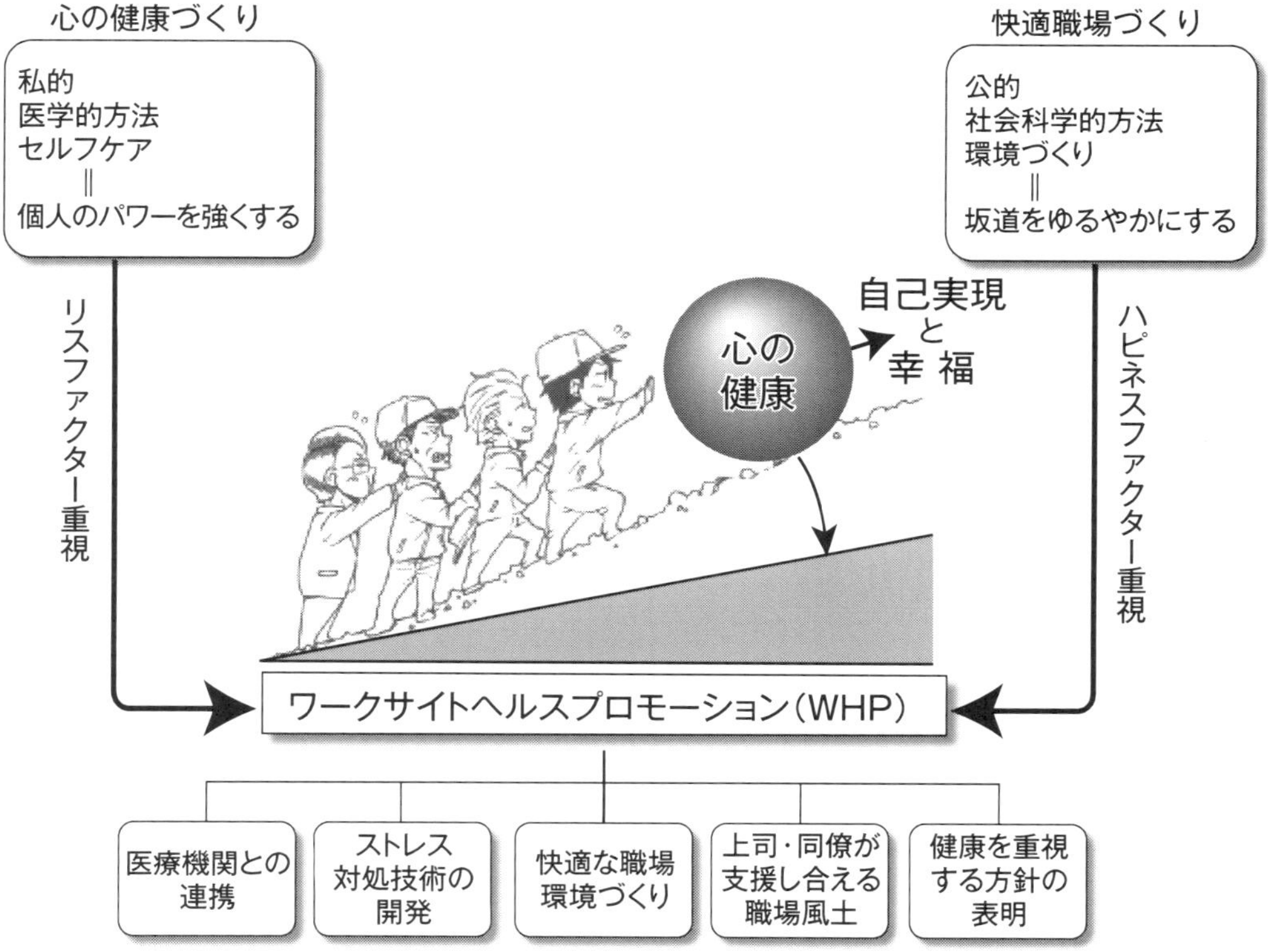

〔ワークサイトヘルスプロモーション概念図（島内 1987 を改編（池田））〕

【図の解説】

人は、それぞれの自己実現や幸福という夢のために職業生活を送っていますね。しかしこの夢を実現するには、「心の健康」という重たいボールを押しながら坂道を登らなければなりません。そのため労働者は個々に、健康を脅かすリスクファクターに気をつけ、対処技術を身に付ける努力をします。

でも、誰かに背中を押してもらったり、登り坂の傾斜の方をゆるくしてもらえれば、もっと楽に進めますよね!? それが「上司や同僚の支援」や「快適な職場環境づくり」です。

事業者や保健スタッフは、個人への保健指導（ボールの押し方）のみならず、健康を重視する方針を明確に打ち出し、ハピネスファクター（職場の良いところ、強み）に着目し、従業員と共に、より幸せな職場環境づくりを推進いく活動も必要なのです。

第2章

なぜストレスチェックが義務化されたのか

1. 労働者の自殺の推移

ここで、なぜストレスチェックが義務化されたのか、その背景をご説明します。日本の年間自殺者は平成10年に3万人を超え世界の注目を浴びました。それで留まることもなく、さらに平成23年まで13年間も高止まりを維持しました。

ちなみにイラク戦争で亡くなった米兵はおよそ3500人（2003年3月～2007年5月）と言われていますから、日本の自殺者数は1年間でその9～10倍にのぼっていたのです、10年以上もの間。中でも労働者の自殺は増加し続け、平成22年頃になってようやく漸減傾向ですが、それほど顕著な減少とはいえないのではないでしょうか。（図1参照）

自殺者数の推移

- ○ 平成24年に15年ぶりに3万人を下回り、平成25年はさらに減少した。
- ○ 平成25年中における自殺者の総数は27,283人（前年に比べ575人（2.1%）減少。）。
- ○ 職業別でみると、「被雇用者・勤め人」は7,272人で全体の26.7%。

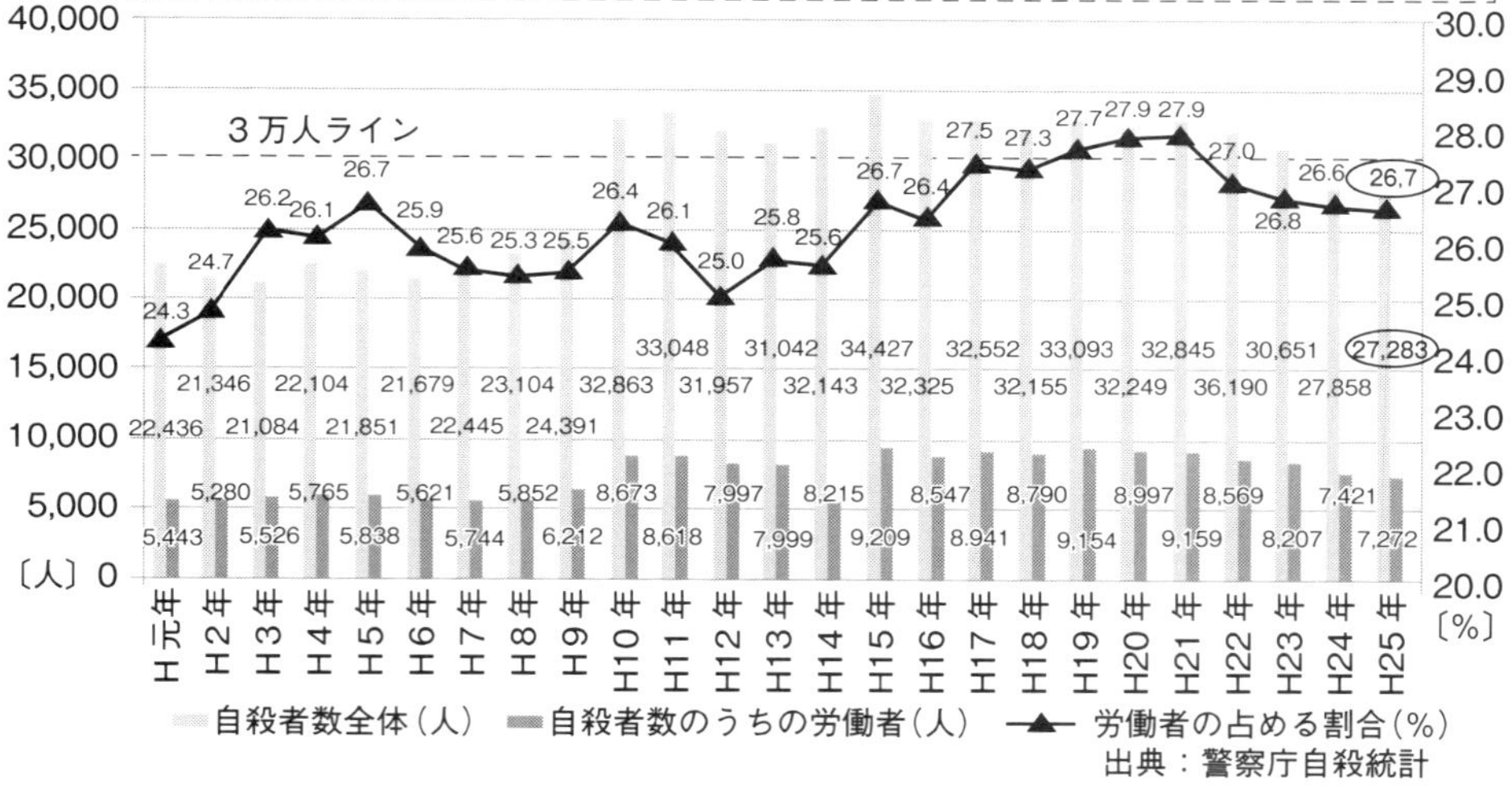

出典：警察庁自殺統計

図1　自殺者数の推移

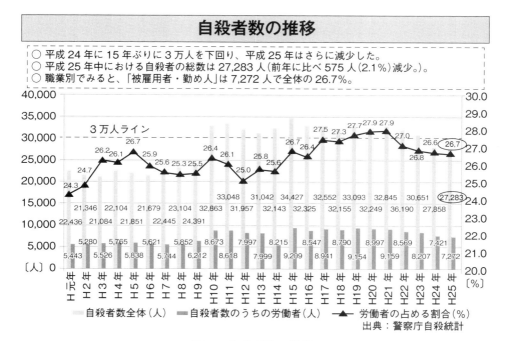

2. 仕事や職業生活に強いストレスを感じる労働者

また「あなたは仕事や職業生活に強いストレスを感じますか?」の問いに「はい」と答える労働者は、平成4年頃からずっとほぼ6割を維持してきました。その内容は「仕事の質・量の問題」が65%を占めています。(図2参照)

3. メンタルヘルス対策に取り組んでいる事業場

このような状況に対して厚生労働省は平成12年に「事業場における労働者の心の健康づくりのための指針(平成18年改訂)」を公表して以来、事業場の取り組みを推進すると同時に、事業場を支援する施策も展開してきました。(図3参

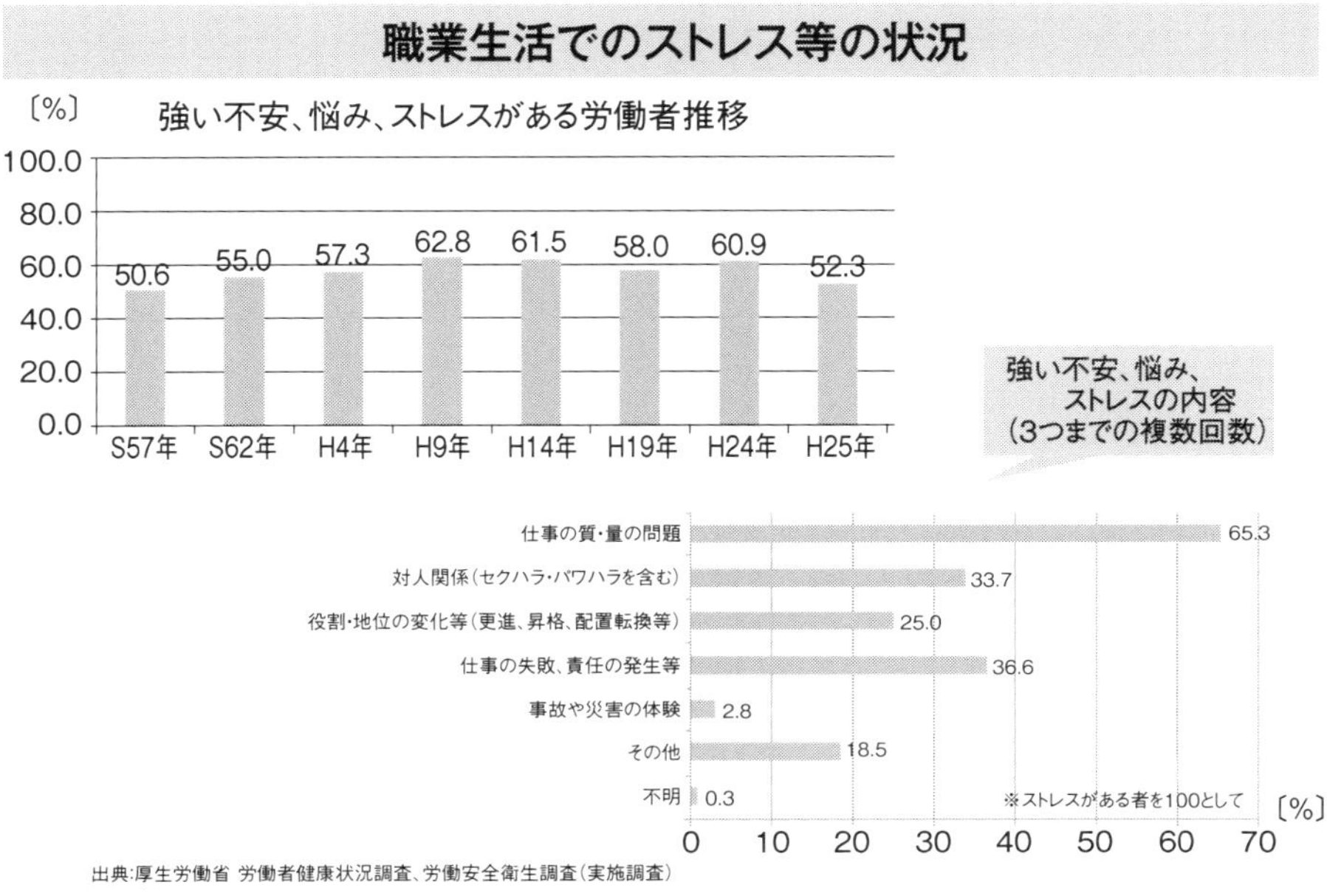

図2　職業生活でのストレス等の状況

照）

　しかし、メンタルヘルス対策に取り組んでいる事業場はようやく6割に達した程度で、特に規模の小さい事業場になるほど取組率は格段に下がる状況です。（図4、図5参照）

　そこで「労働者がメンタルヘルス不調に陥ることを未然に防止するためには、労働者自身のストレスへの気付きを促すとともに、ストレスの原因となる職場環境の改善につなげることが重要である」との考えの基ストレスチェック制度を創設することとし、メンタルヘルス不調の未然防止（一次予防）のための取組みを強化することとしました。

　平成26年12月17日、厚生労働省労働基準局安全衛生部長へ提出された「労働安全衛生法に基づくストレスチェック制度に関する検討会報告書」はストレスチェックの流れを図6のように示しています。

職場でのメンタルヘルス対策の推進

労働者の心の健康づくりを推進するため、労働安全衛生法第69条に規定する措置（健康の保持増進）として事業場が取り組むべき事項を指針として示すとともに、事業場の取り組みを支援するための事業を実施しています。

「労働者の心の健康の保持増進のための指針」の策定

（平成18年公示第3号）

労働安全衛生法第70条の2第1項に基づき、厚生労働大臣が公表した指針。
メンタルヘルスケアの原則的な実施方法を定めている。

○ 衛生委員会等での調査審議
（心の健康づくり計画等）

○ 事業場内体制の整備
（事業場内メンタルヘルス推進担当者の選任）
（セルフケア、ラインによるケア、産業保健スタッフ、外部機関）

○ 教育研修の実施
（一次予防）

○ 職場環境等の把握と改善
（一次予防）

○ 不調の早期発見・適切な対応
（二次予防）

○ 職場復帰支援
（三次予防）

事業場の取組を支援する施策

Ⅰ 都道府県労働局・労働基準監督署による事業場に対する指導等の実施

○メンタルヘルス対策の具体的な取組について産業保健活動総合支援事業と連携した指導・助言

Ⅱ 全国の「産業保健活動総合支援事業」による事業場の取組支援

○事業者、産業保健スタッフ等からの相談対応
○個別事業場に訪問し助言・指導の実施
○職場の管理監督者に対する教育の実施
○職場保健支援プログラムの作成支援
○メンタルヘルス相談機関の登録・紹介
○事業者、産業保健スタッフ・行政機関等とのネットワーク形成

Ⅲ その他メンタルヘルス対策の実施

○働く人のメンタルヘルス・ポータルサイト「こころの耳」を通じた情報提供
○産業医等に対する研修の実施　　等

図3　職場でのメンタルヘルス対策の推進況

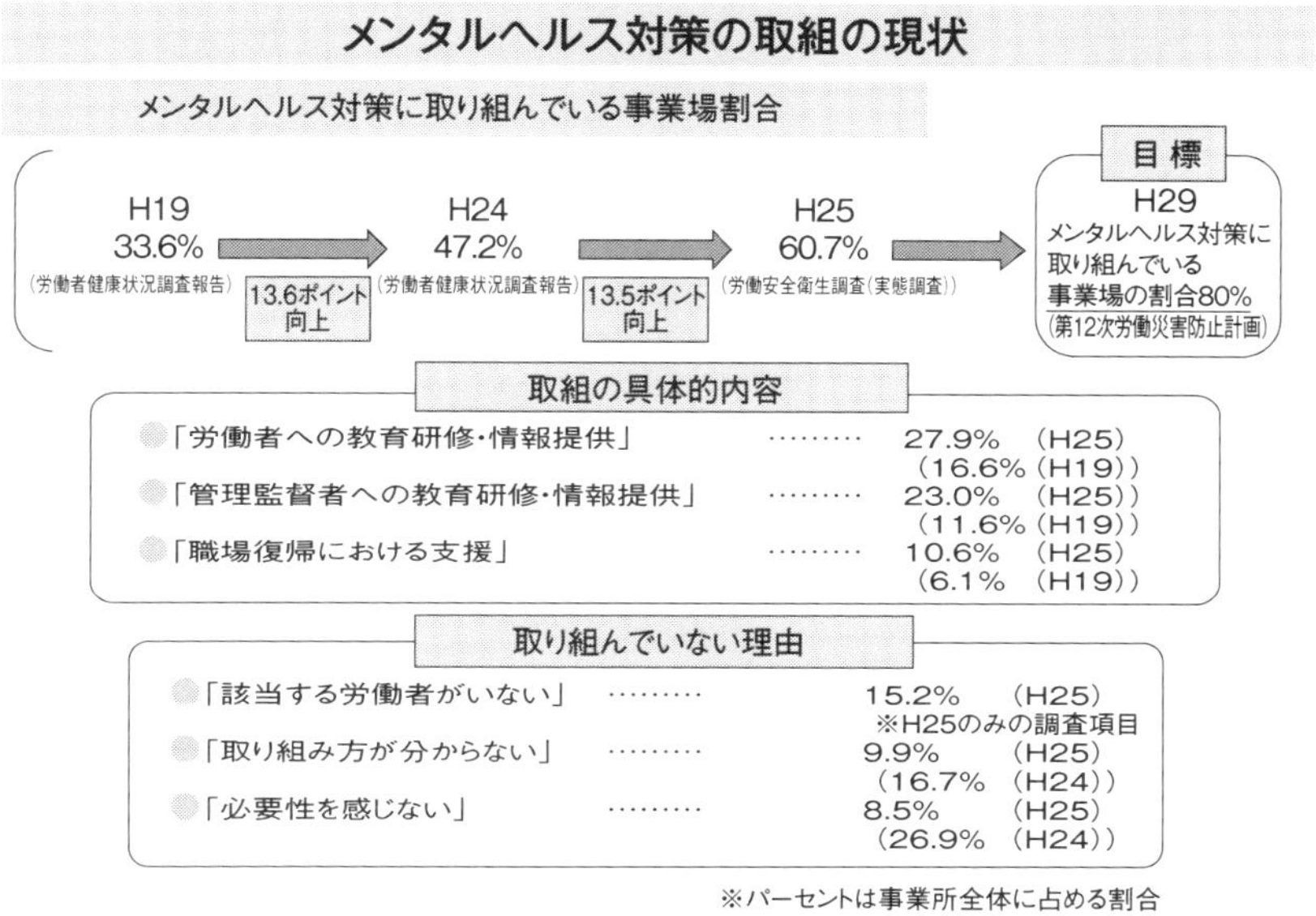

図４　メンタルヘルス対策の取組の現況

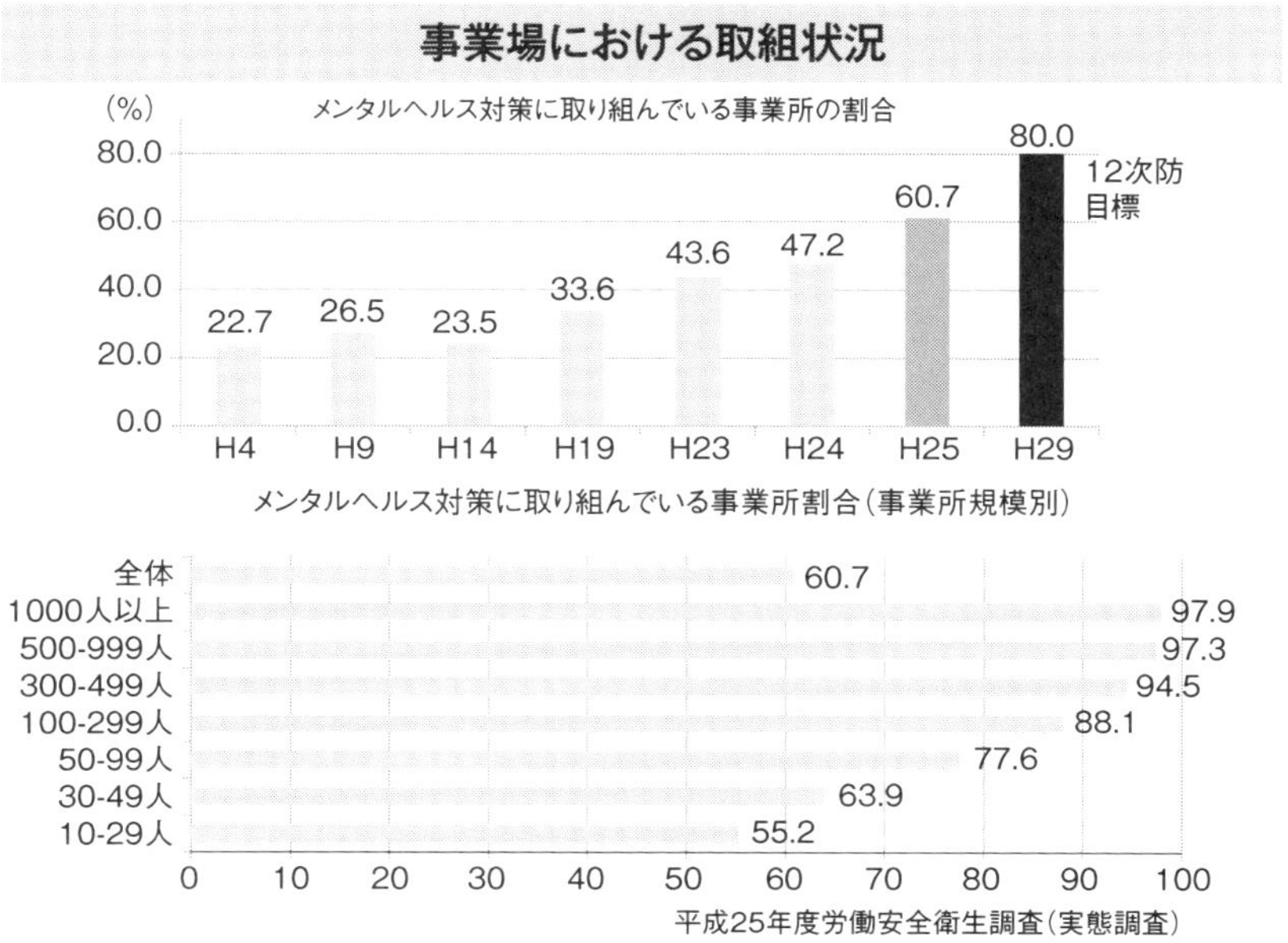

図５　事業場における取組状況

実施者は高ストレス者への対応と同時に集団分析も行い、職場環境の改善のために活用することが、ひとつのポイントになっています。

＊本章は、第22回日本産業ストレス学会（平成26年11月於大阪、学会長　廣部一彦、藤本修、理事長　夏目誠）における特別企画「半田有通　労働安全衛生法の改正について～法改正の経緯とストレスチェックの活用～」の講演内容の一部を再構成したものです。

ストレスチェック制

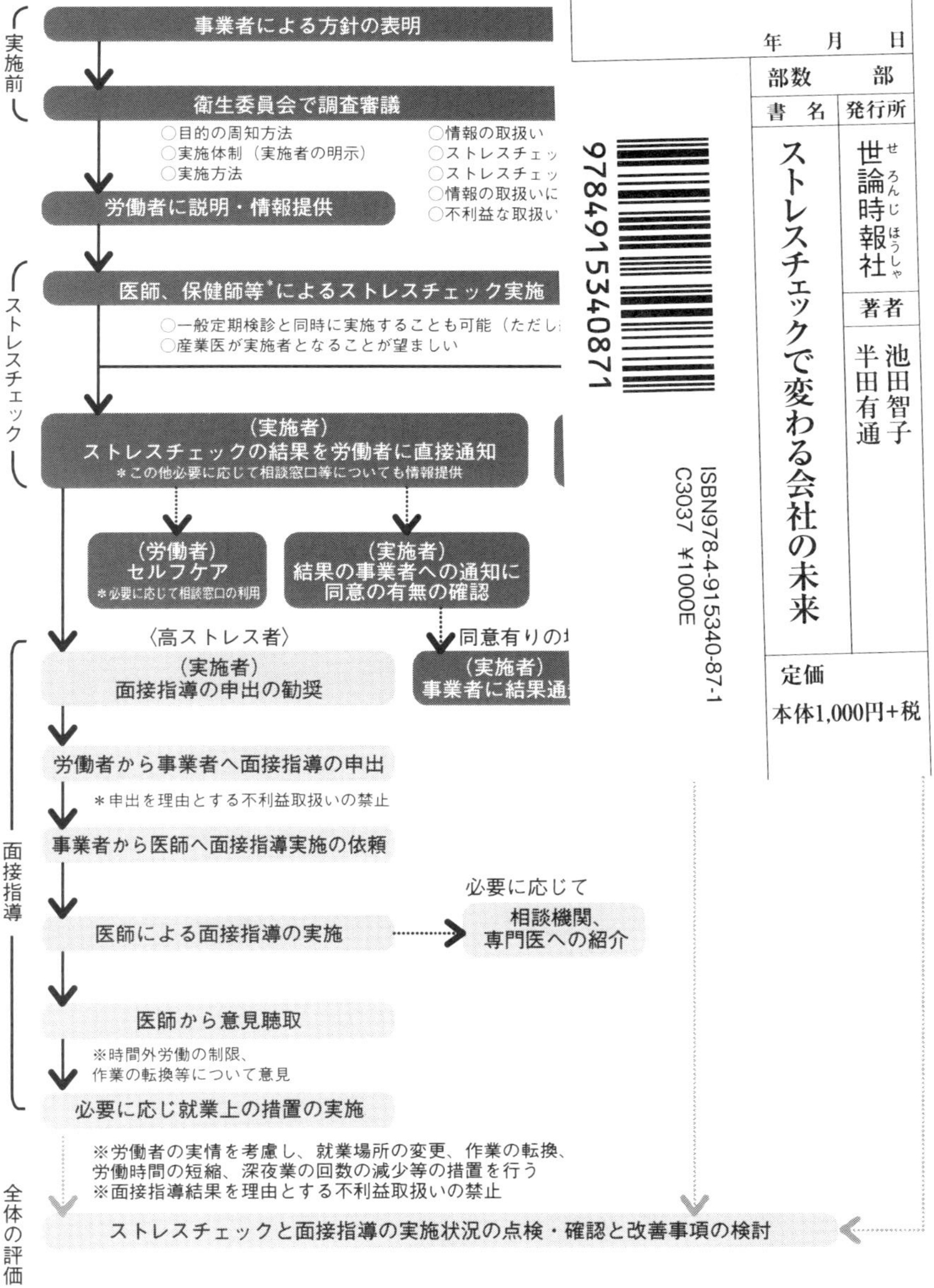

図６　ストレスチェック制度の流れ

売上げカード

世《せ》論《ろん》時《じ》報《ほう》社《しゃ》
東京都世田谷区桜新町2-25-15
電話　03-6413-6121（代）

ストレスチェックで変わる会社の未来

ISBN978-4-915340-87-1　¥1000E

第3章

職場環境の改善につなげるには

集団分析を活用して職場環境の改善につなげるには、どのようにしたらよいのか、そのポイントをご説明しましょう

1．まずは健康について話し合える職場風土づくりを

第1章のマンガでご説明したように、まずは当事者である従業員どうしで自分たちの職場のストレス要因について話し合える風土をつくりましょう。そのためには、話し合いの時間と場所をつくってください。このマンガのモデルになった事業場も最初は「忙しいのにそんな時間などとれない。従業員が一堂に会する機会もない」とおっしゃっていました。でもたった1時間、昼食時間を少し延長したり朝礼を利用してもよいのです。従業員が話し合える時間をつくる工夫をしてみませんか？

マンガのモデル事業場の社長さんは、「従業員がこんなに真剣に会社のことを考えていてくれたとは知らなかった」「職人気質で自分の仕事以外にあまり関心が持てないと思っていた人たちも、他職種に対する思いやりが深かったことがわかった」「従業員を見直し、励まされた！」とおっしゃり、これ以来もう5年も従業員参加型職場改善会議を継続しておられます。最初の一歩が大事ですね。やってみたら簡単な一歩だったと思われますよ。

2．事業場の「強み」に注目し活かす！

心構えとして重要なのは、事業場の問題点のあら捜しをするのではなく、「良いところ」や「強み」

に注目し、それを生かすことです。例えば、「やる気になったら一致団結しやすい」「職場の状況を皆がよく知っている」「まるで家族のようである」などは、大きな「強み」ですので、十分に生かして活動に取り組めます。

３．お金もかからずすぐに取り組める小さなことから

次に「お金もかからず、すぐに取り組めることから」はじめることが重要です。著者の経験から、例えば「朝みんなでガンバローの声かけをし、体調を報告しあうようにした」というだけの簡単な取り組みであっても、体調不良の従業員を朝のうちに把握し仕事の配分を変えたり協力し合えるようになったことで職場がイキイキとし、生産性の向上にもつながったという例もありました。あまり難しく考えず、出来ることから一歩ずつ始めるのがコツといえます。

４．外部機関専門家の皆さんへ ―会社を支援する上での心得―

中小規模の事業場は、少ない人員で経営上の対応に追われる中にあっても、産業保健専門家もいない中、主体的にストレスチェックとその後のケアを進めていかねばならない状況にあります。そのような事業者が外部機関に求めているのは、事業場の実情に見合った具体策を共に考えてくれるパート

ナーシップです。

快適職場づくり活動の主体はあくまでも事業場であり、その力をつけるようなファシリテイターの役割が外部機関の専門家には求められています。この役割を遂行するためのヒントを、つぎのように4点にまとめて述べてみます。

(1) 現場に足を運びましょう

本来「ニーズ」とは自覚的なものであり当事者でないとわからないものです。しかし現場に足を運ぶと、その職場の置かれた状況と周辺情報を併せながら背景が明確になり、ニーズが実感できてきます。このような共感がなければ対象者の求める本質が見えず、解決策を導きだすことは困難です。現場に出向いて対話しながらニーズを共有する双方向コミュニケーションを心がけましょう。

(2) 多種多様な課題への対応も大事

事業者は真のニーズがあったとしても、初対面の専門家に最初からそれを訴えることはあまりないかもしれません。支援を続けて2〜3年目になってようやく真の問題が見えてくることもあります。外部機関の専門家は、対象事業場のメンタルヘルス対策のみならず、法律・制度・福祉に関する相談等、多種多様な質問に対応できる能力もつけておきましょう。また、そのような問題に対応しながらも「木を見て森を見る」姿勢で職場全体を観察し、隠れた問題を見逃さない洞察力が必要です。なかなか言ってくれない問題が、そのうちに見えてきますから。

(3) エンパワーメント

保健指導の失敗は、専門家が一方的に問題点を指摘し、専門家が良いと思う唯一無二の方法を示し実践を命じるというようなやり方から起こってきます。真の改善を目指すには、まず対象事業場がどれだけその準備ができているのか見極めることから始めてください。そしてその準備段階に見合った情報を過不足なく提供し、選択肢からどのような方法なら実践できそうか選んでもらってください。事業者が主体的に考えられるように援助することが効果的です。

(4) 集団力学の活用

外部機関専門家はファシリテイターになることが効果的です。従業員会議を開催してもらい、進行役も任せましょう。外部機関専門家はこの時、従業員の表情を観察し意見を出し合えるように促すことや、会話の流れを良い方向へ導くことに注力してみましょう。つまり事業場の職場風土を理解し、彼らなりの目標を構築していく過程を側面から支援することに徹しましょう。

第4章

シミュレーション・ゲームで
あなたのストレスチェック
活用能力を診断

あなたはストレスチェックを
適切に活用できますか

1. シミュレーション・ゲーム

それではここで、あなたのストレスチェック活用能力を判定してみましょう！ 以下の問いに答え、指示された番号へ進んで行ってください。そしてあなたのたどった番号を記入し、表の中からその欄を見つけてください。あなたの能力の判定と寸評を表示しています。

あなたは、A事業場（従業員150名、産業医1名（嘱託、毎月2回来社）、保健師1名（常勤）の事業主さんです。

❶あなたは全従業員にストレスチェックを実施する方針を表明しました。その後衛生委員会で具体的内容を審議し、従業員への説明も終わりました。さあいよいよ実施します。まずはどのような方法で行いますか？

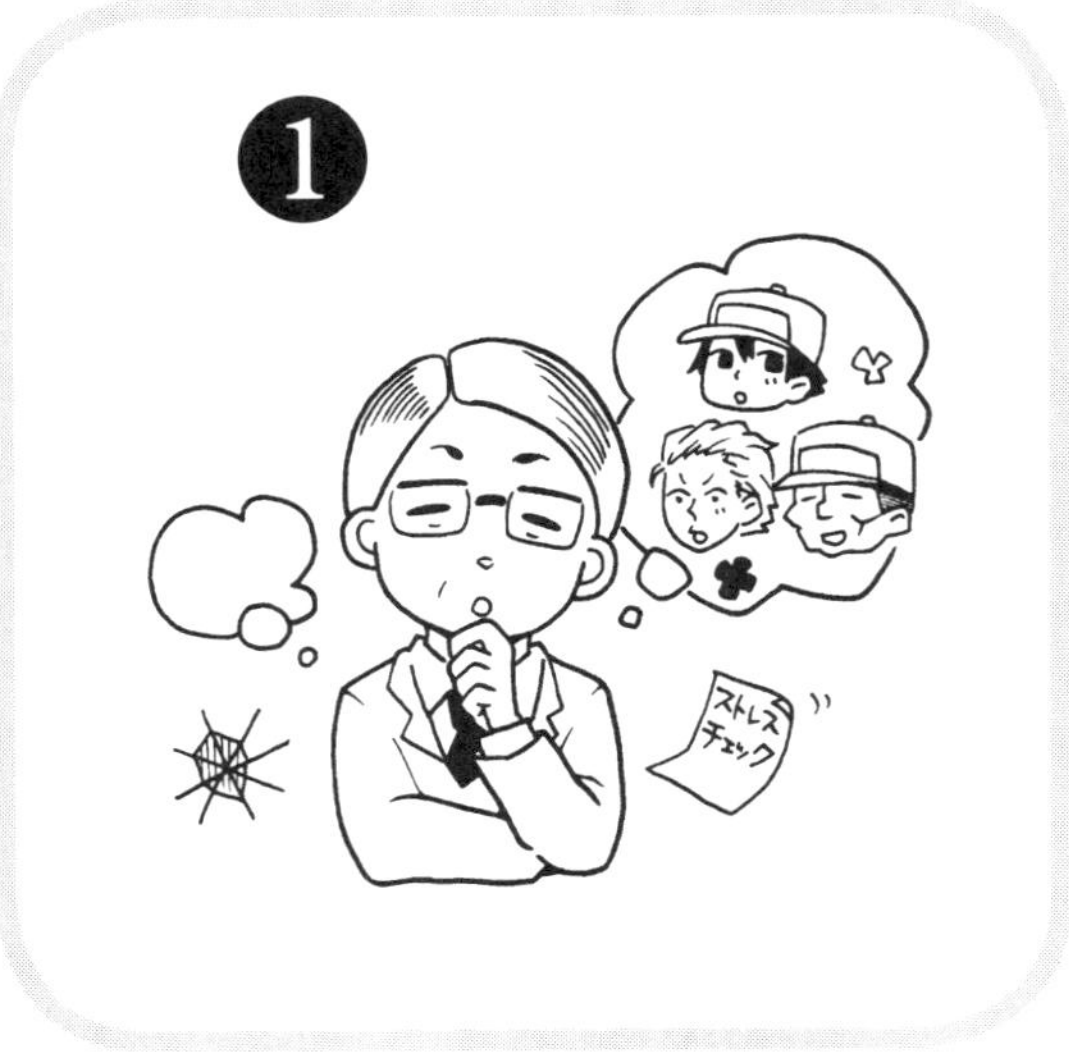

a

産業医または保健師が、従業員ひとりひとりと面談しながらストレスチェックに記入していってもらう。

⇓
❷へすすむ

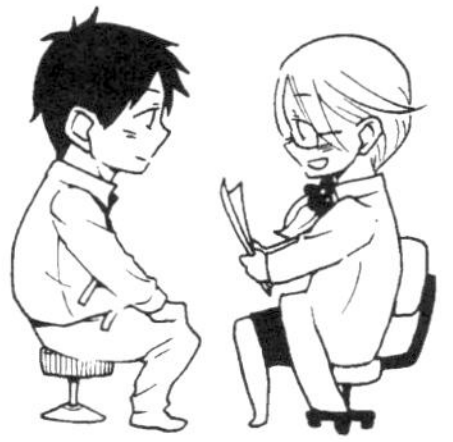

b

従業員がそれぞれストレスチェックを持ち帰り、記入してきたものを持参して産業医または保健師と面談する。

⇓
❷へすすむ

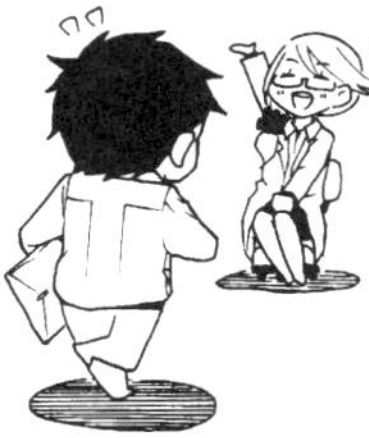

c

人事部門から全従業員にストレスチェックを配布し、個々に密封して産業医または保健師宛に郵送してもらう。

⇓
❷へすすむ

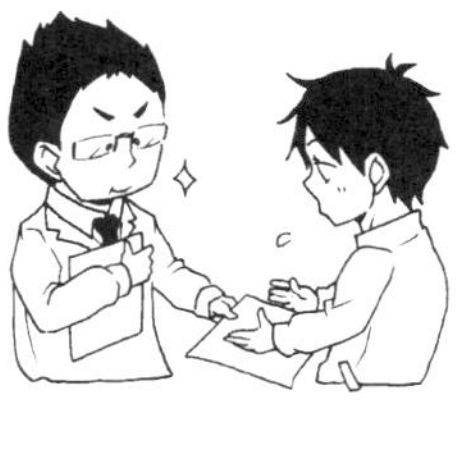

d

全員を一堂に集め、人事部門から全従業員にストレスチェックを配布し、その場で記入・密封してもらい、人事部門がいっせい回収する。

⇓
❸へすすむ

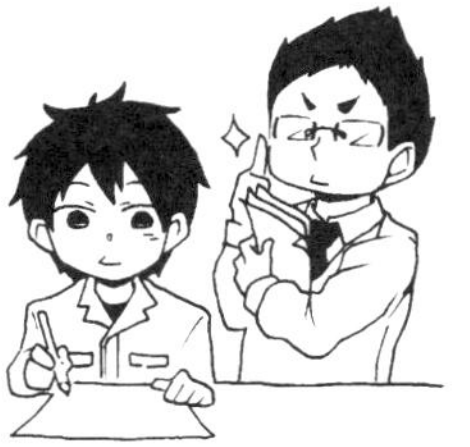

❷産業医または保健師によると、ストレスの高い従業員が何人かいたとのことでした。それらの高ストレス者に対してあなたはどうしますか?

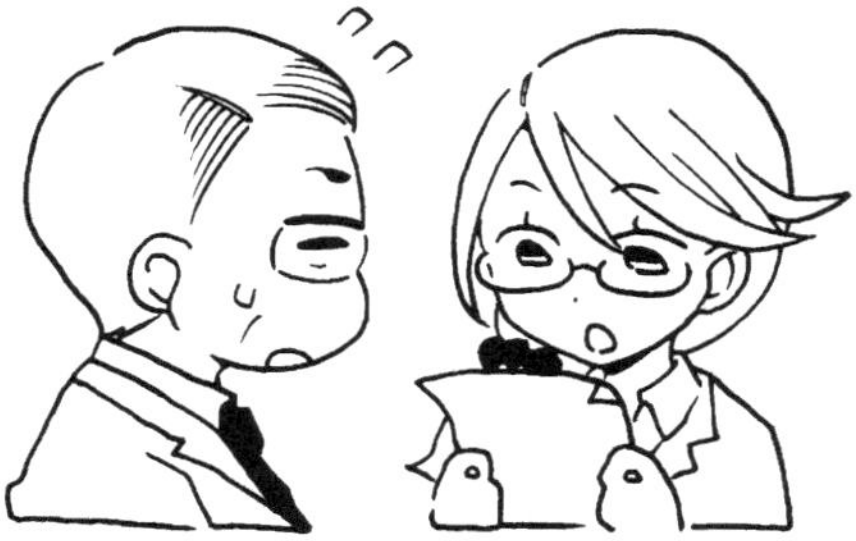

❷

a

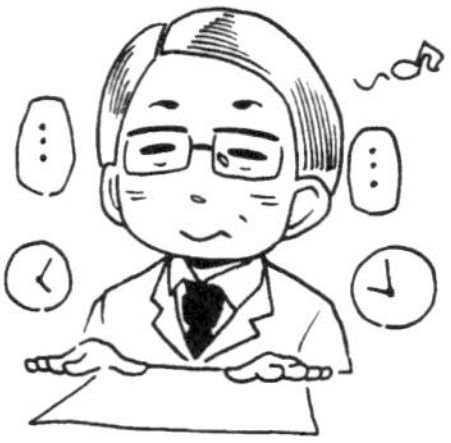

本人が結果通知を受けて自己の状態に気づき、医師への面接指導を申し出るのを待つ。

⇓

❹へすすむ

b

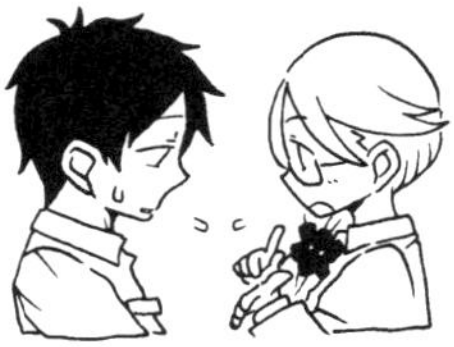

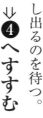

ストレスチェックを実施・判定した産業医または保健師から高ストレス者に対して、医師の面接指導を申し出るように勧奨してもらい、本人からの申し出を待つ。

⇓

❹へすすむ

c

ストレスチェックの結果をあなたに提供するように、産業医または保健師から本人の同意をとってもらった上で、あなたが本人を呼び出し、配置転換等について本人と話し合って決める。

⇓
❺へすすむ

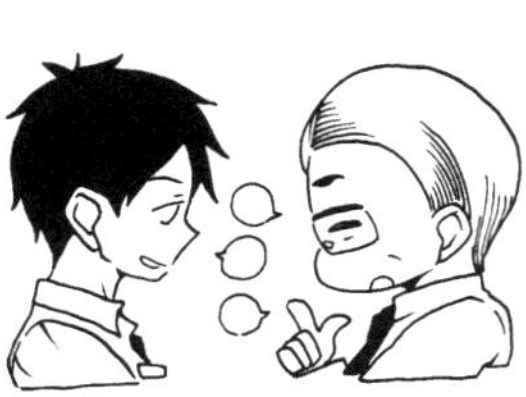

d

高ストレス者の氏名を産業医または保健師に聞き、あなたから呼び出す。

⇓
❺へすすむ

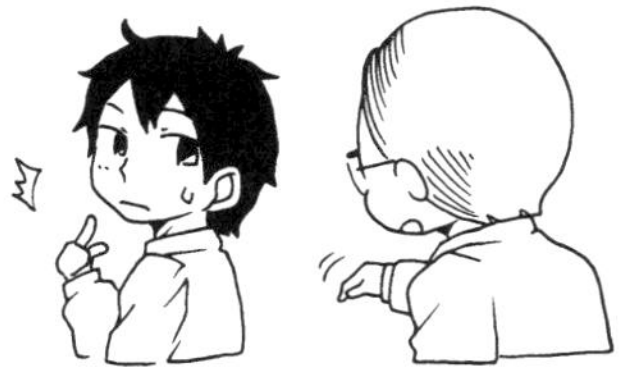

❸人事部門は、回収した全従業員分のストレスチェックをどうするべきだと思いますか？

❸

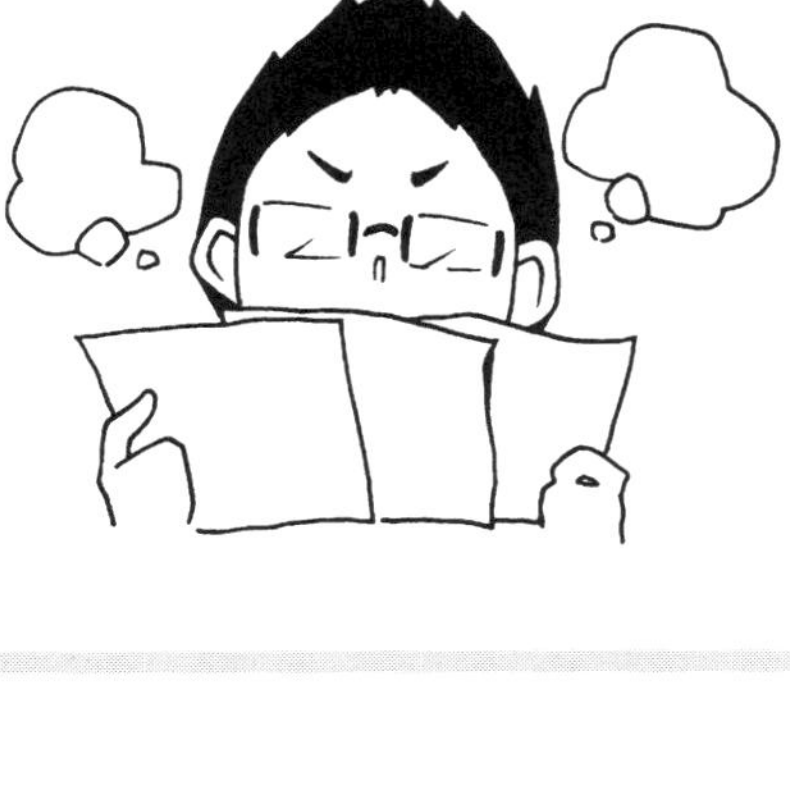

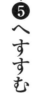

a

個人名を見ずにそのまま産業医、または保健師に届ける。

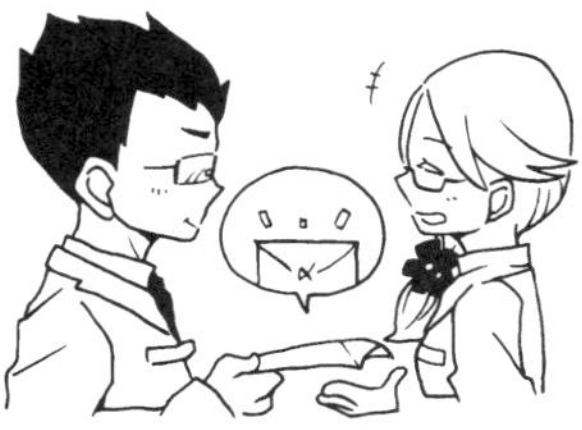

⇓ **❷へすすむ**

b

人事部門で分析、判定し、従業員個々に結果を通知する。また高ストレス者は呼び出して説明しながら手渡す。

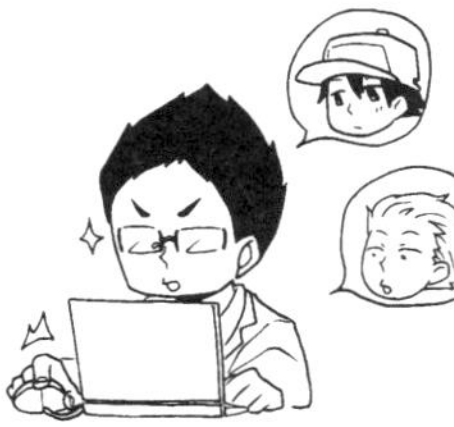

⇓ **❺へすすむ**

❹高ストレス者から、医師の面接指導を受けたいとあなたに申し出がありました。あなたはどうしますか?

❹

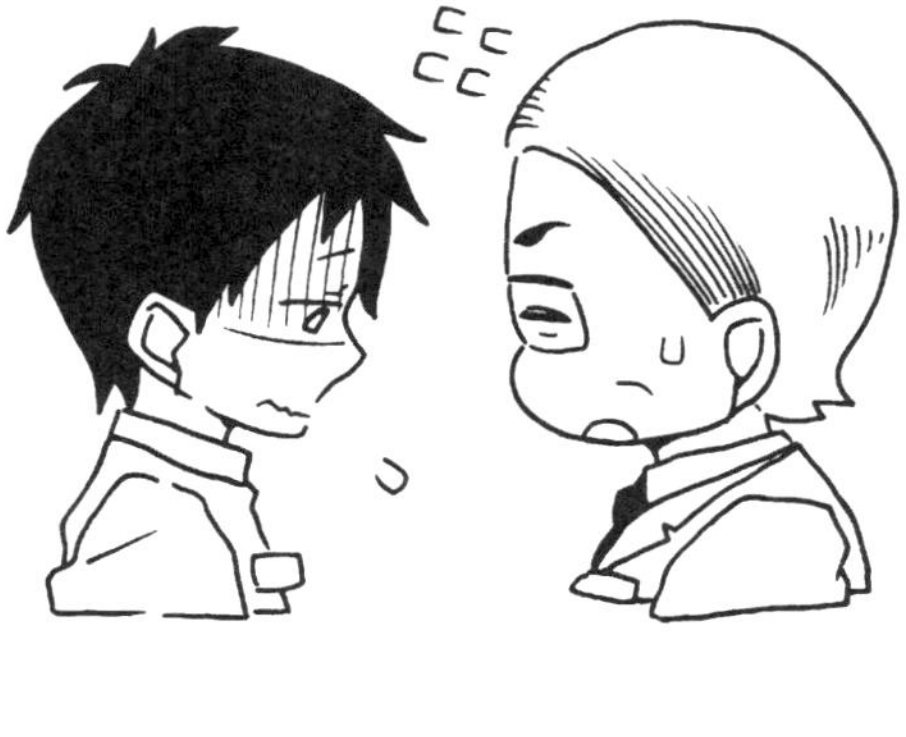

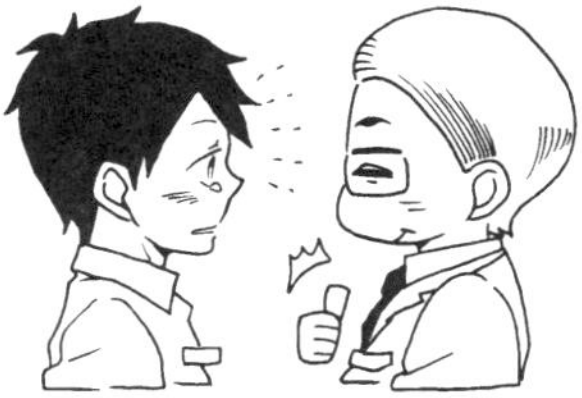

a

申し出た従業員が医師の面接指導を受けられるように取り計らう。

⇓

❻へすすむ

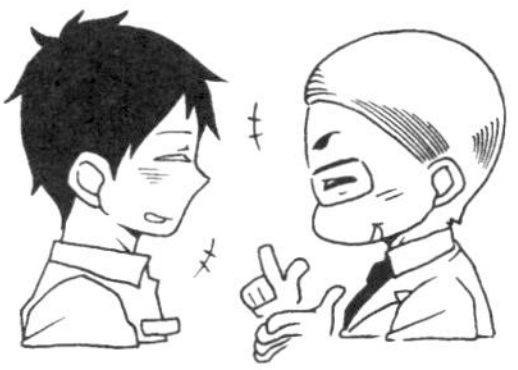

b

申し出た従業員にストレス要因をよく聞いて、配置転換等の措置を講じた後に、医師の面接指導を受けられるよう取り計らう。

⇓

❺へすすむ

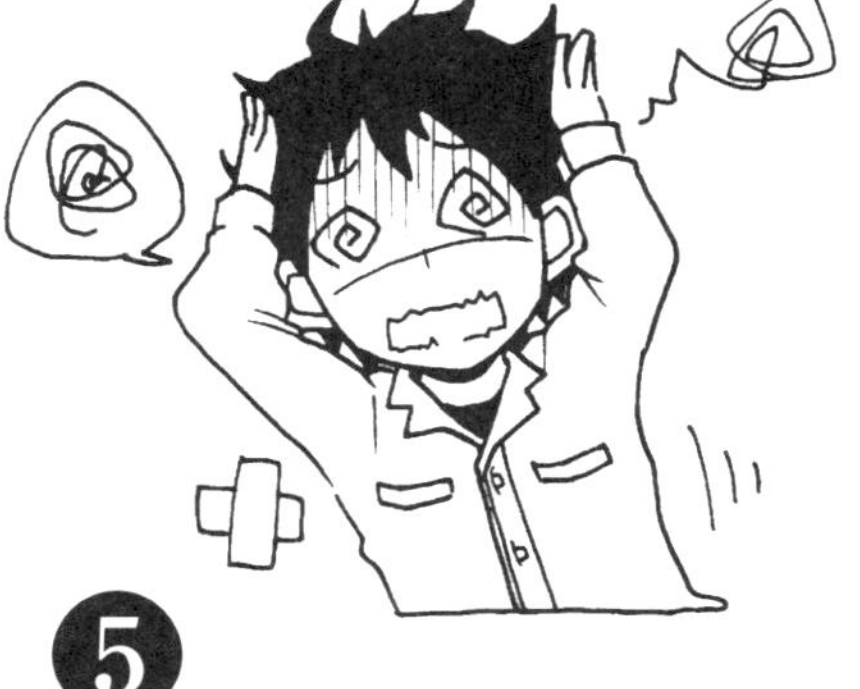

❺

❺ＥＮＤ!!　社員はとても驚き、これが業務評価に繋がるのではないか、そして降格や減給に至ってしまうのではないかと心配になりました。

❻医師による面接指導を受けて、今後の仕事の進め方についてもアドバイスをもらい、本人は少し安心できたようです。
さあ、あなたならどうしますか？

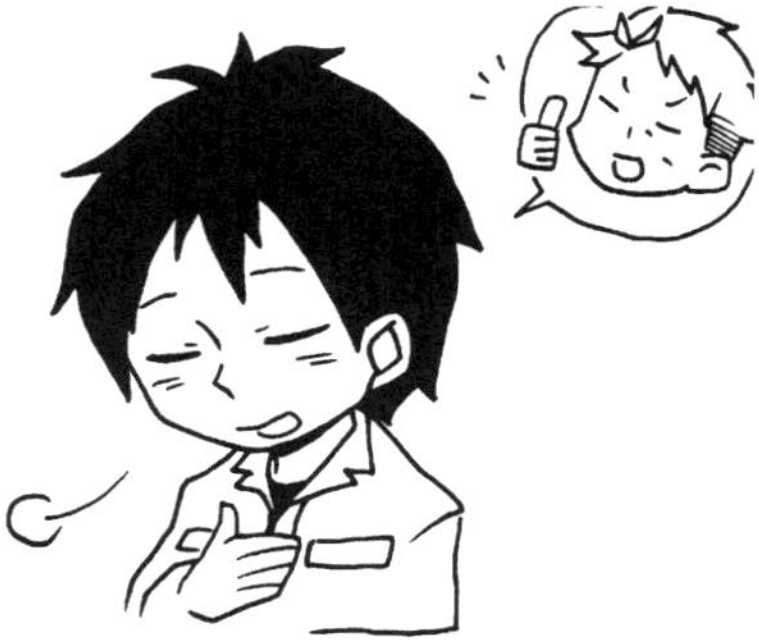

❻

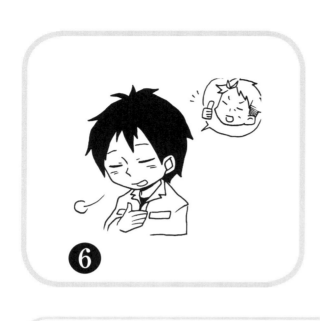

a

本人の今後の仕事の進め方について、医師に助言を求める。

⇓ **❼へすすむ**

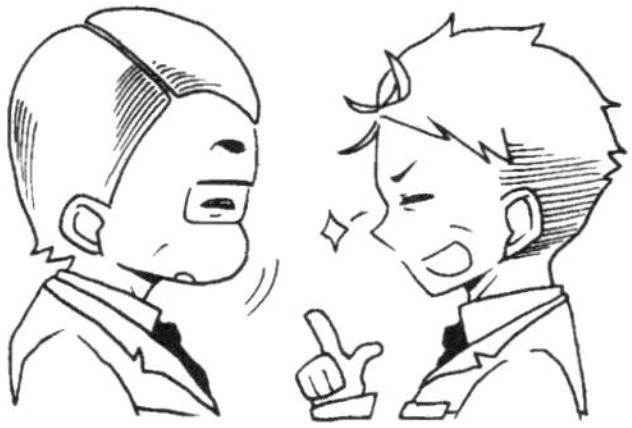

b

しばらく（1～2週間程度）注意深く様子をみる。

⇓ **❽へすすむ**

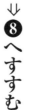

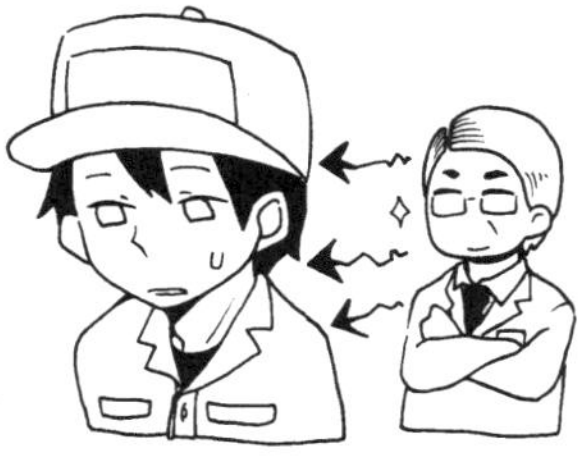

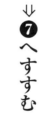

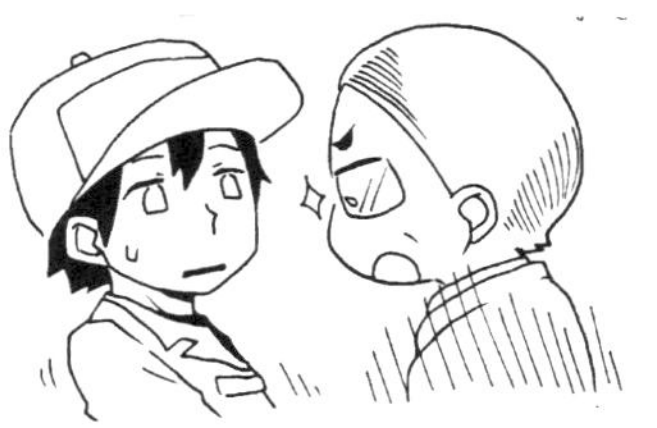

c

本人を呼び出して医師にどう言われたか聞いてみる。

⇓❺へすすむ

❼

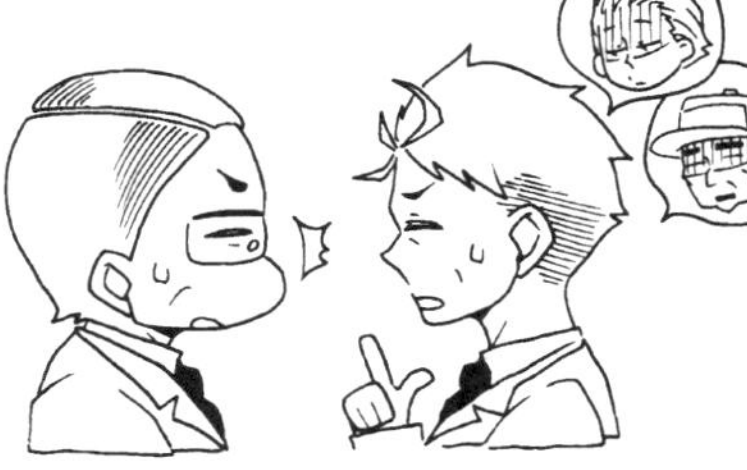

❼あなたが医師に助言を求めると、「今のところ特別な配慮は必要ないと思われます」と言ってくれました。一方あなたは、同じ部署から医師の面接指導を申し出る者が他にも数人いることに気づきました。あなたはどうしますか？

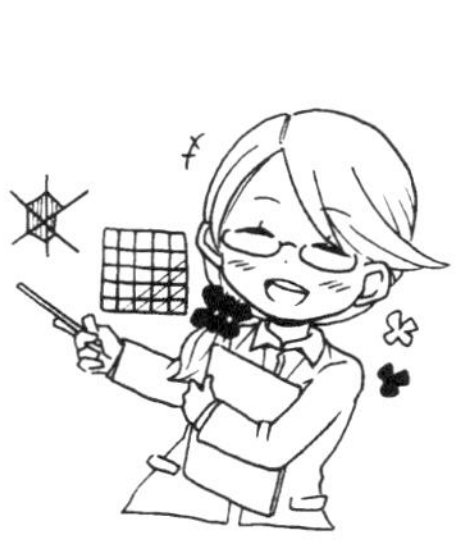

a

ストレスチェックを実施した産業医または保健師に、この部署の集団分析を依頼し、衛生委員会に挙げてストレス要因を探る。

⇓❾へすすむ

b

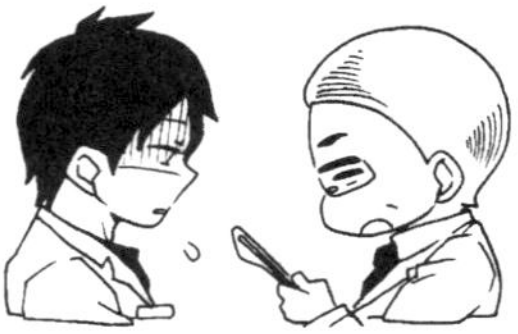

あなたが高ストレス者のストレスチェック結果を確認し、ひとりひとりにストレス要因を聞き、医師に相談なく、それぞれの業務上の措置を考える。

⇓

❺へすすむ

c

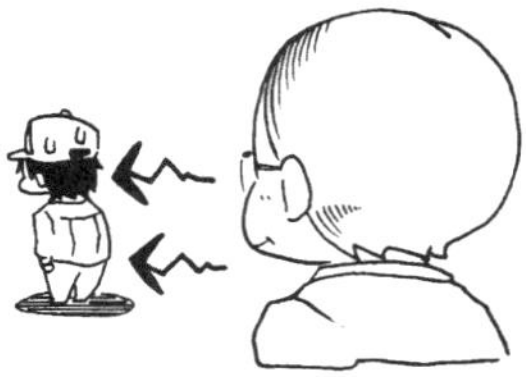

高ストレス者をしばらく（1～2週間程度）注意深く見守る。

⇓

❽へすすむ

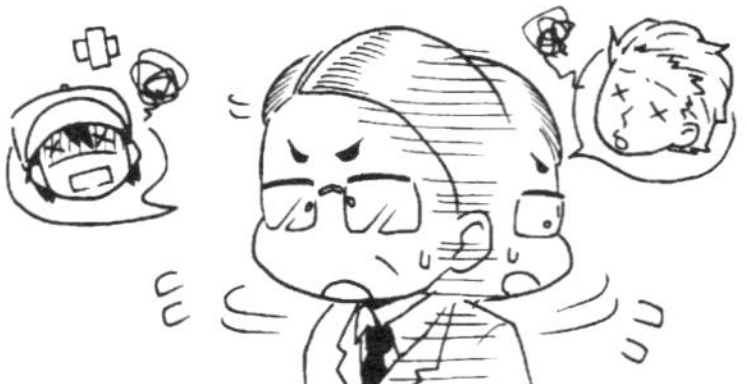

❽

❽END!!　高ストレス者はしばらく元気に働いていましたが、次第に時々無断欠勤するようになり、ついに「僕にはこの仕事を続ける自信がなくなりました」と言って出てこなくなってしまいました。

❾最近急に受注が増えたために、この部署の仕事量が急増したことが明らかになりました。あなたはどうしますか？

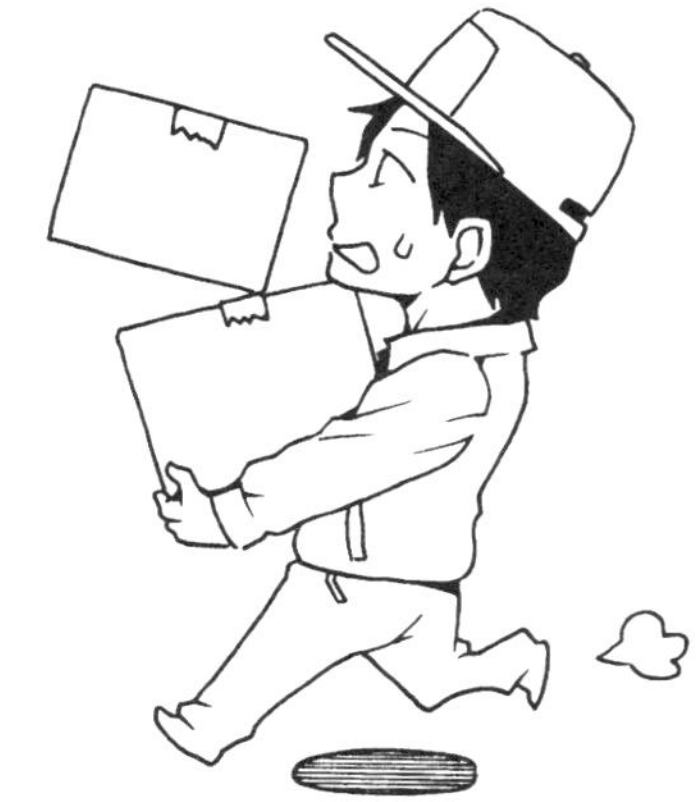

❾

a

比較的余裕のある部署からこの部署に臨時の応援職員を配置する。

⇓

❿へすすむ

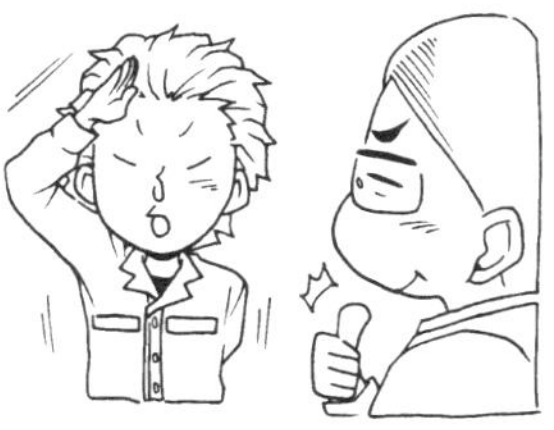

b

この部署の皆でなにか工夫できないか話し合ってもらう

⇓

❿へすすむ

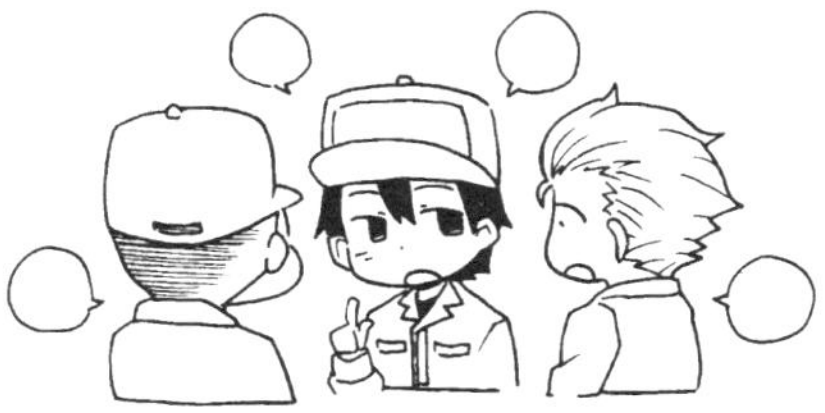

c

「受注が増えたのだから、嬉しい悲鳴じゃないか。ガンバロウ！」と叱咤激励する。

⇓❽へすすむ

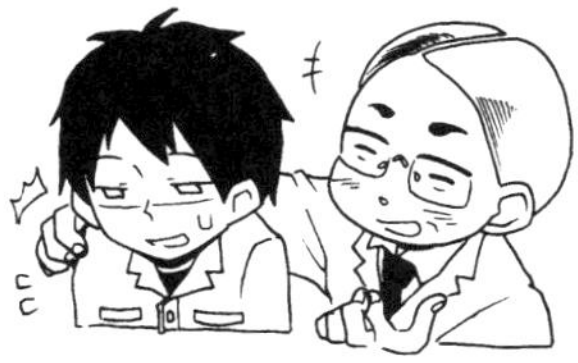

❿なんとか納期まで乗り切れ、高ストレス者も元気を取り戻すことができました。

⇓これにて一件落着。よかったですネ。

❿

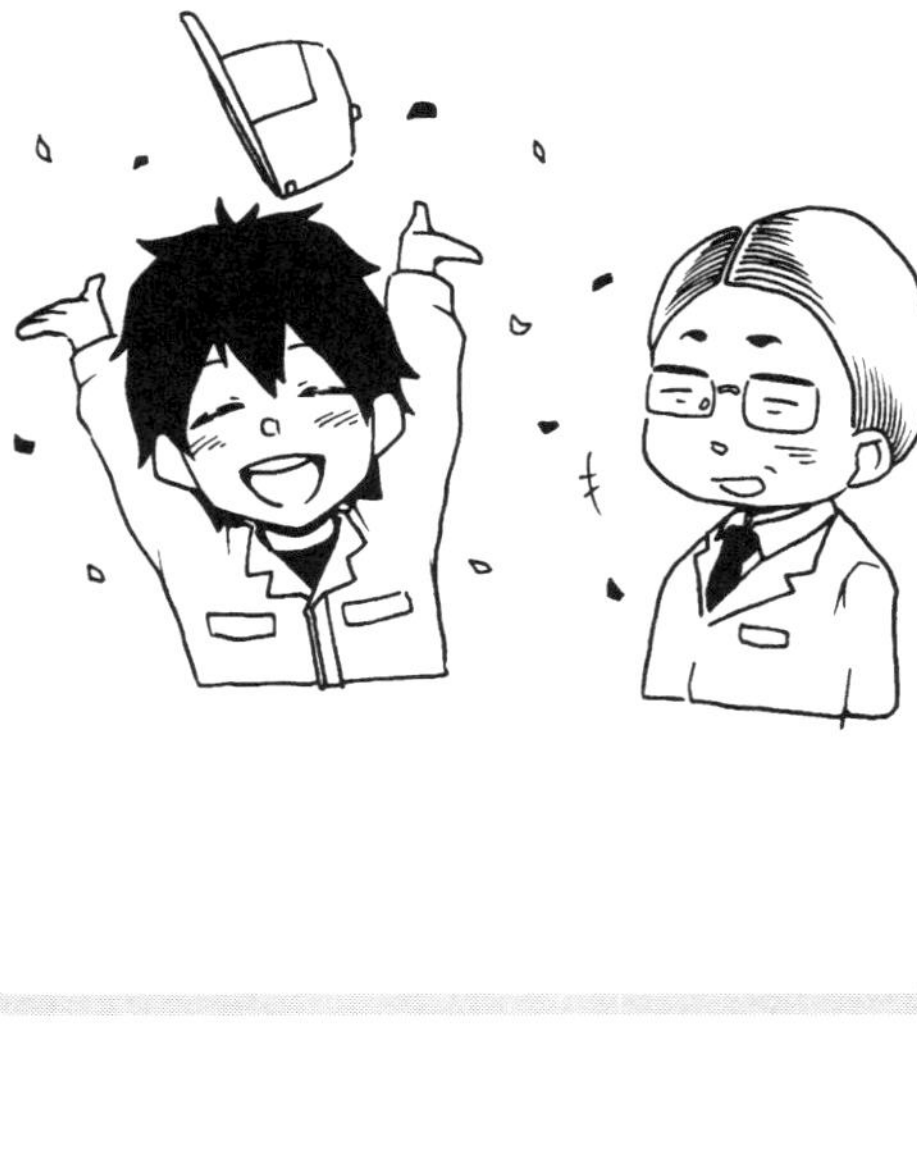

2. 結果判定

シミュレーション・ゲームで、❶～❾の該当するa、b、c、dの□に✓を入れ、あなたがたどった経路についての判定と寸評をお読みください。

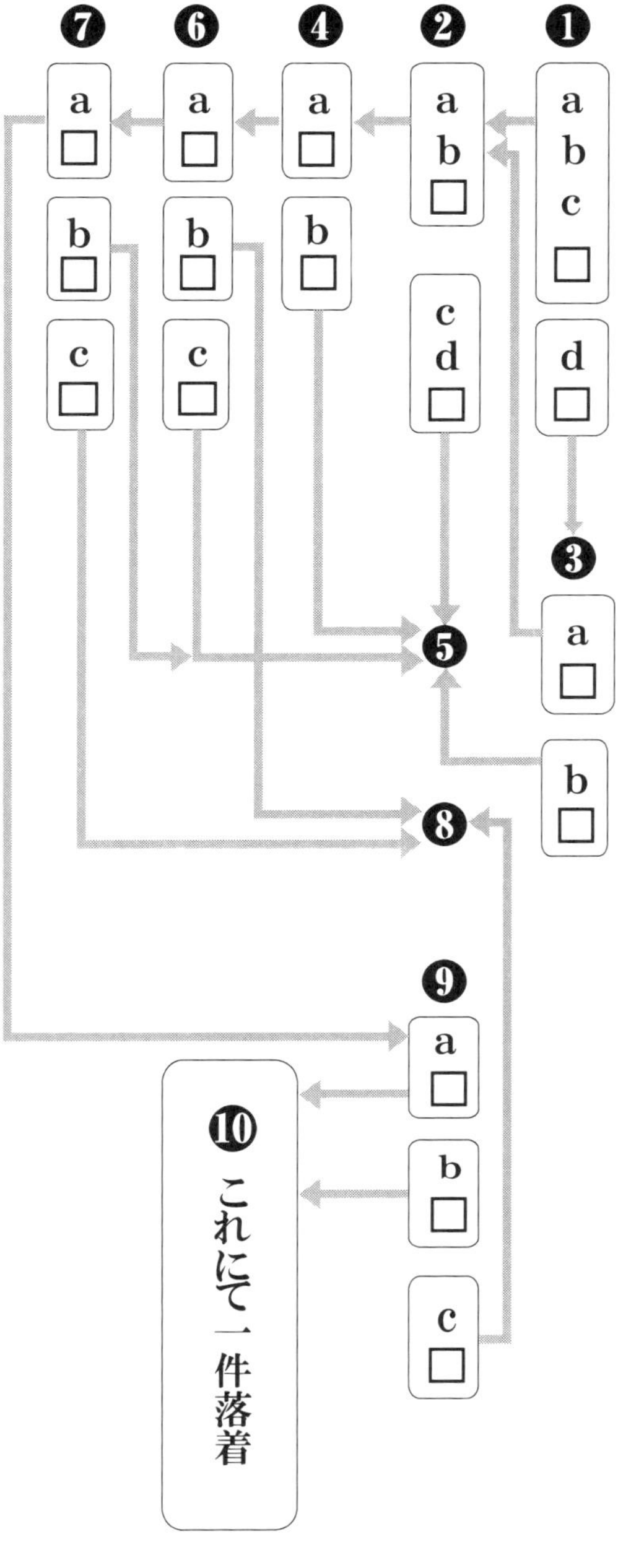

判定と寸評

❶→❷→❹→❻→❼→❾→❿

【判定】100点満点の対応です！

【寸評】高ストレス者が面接指導を申し出ない場合には、産業医または保健師等のストレスチェック実施・判定者から、申出の勧奨を行ってもらうことが適切です。

個別対応のみならず、集団対応まで、完璧にできましたネ！

❶→❸→❷→❹→❻→❼→❾→❿

【判定】100点満点の対応です！

【寸評】人事部門が実施者の指示を受けてストレスチェックの配布回収を行うことも可能ですが、個人情報に触れることはできません。必ず個別に密封されたものを回収して下さい。

高ストレス者が面接指導を申し出ない場合には、産業医または保健師等のストレスチェック実施・判定者から、申出の勧奨を行ってもらうことが適切です。

個別対応のみならず、集団対応まで、完璧にできましたネ！

❶→❷→❹→❻→❼→❾→❽

【判定】70点。あと一歩！

【寸評】仕事量を減らすことはなかなか難しいでしょうけれど、だからといって「叱咤激励」や「根性」では乗り切れないかもしれません。職場の皆で話し合ってみると、意外に工夫案が出てくるかもしれませんョ！

❶→❸→❷→❹→❻→❼→❾→❽

【判定】70点。あと一歩！

【寸評】人事部門が実施者の指示を受けてストレスチェックの配布回収を行うことも可能ですが、個人情報に触れることはできません。必ず個別に密封されたものを回収して下さい。仕事量を減らすことはなかなか難しいでしょうけれど、だからといって「叱咤激励」や「根性」では乗り切れないかもしれません。職場の皆で話し合ってみると、意外に工夫案が出てくるかもしれませんョ！

❶→❷→❹→❻→❼→❽

【判定】50点。半分できました！

【寸評】必要な対応の半分はできました！　しかし、個人の努力だけでは排除しきれないストレス

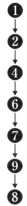

要因が職場にはたくさんあるものです。ストレスチェックの集団分析を通して職場のストレス要因を洗い出し、環境改善も行いましょう。

❶→❸→❷→❹→❻→❼→❽

【判定】50点。半分できました！

【寸評】人事部門が実施者の指示を受けてストレスチェックの配布回収を行うことも可能ですが、個人情報に触れることはできません。必ず個別に密封されたものを回収して下さい。

必要な対応の半分はできました！　しかし、個人の努力だけでは排除しきれないストレス要因が職場にはたくさんあるものです。ストレスチェックの集団分析を通して職場のストレス要因を洗い出し、環境改善も行いましょう。

❶→❷→❹→❻→❼→❺

【判定】40点。

【寸評】高ストレス者ひとりひとりが心配で、それぞれの措置を考えてあげたいというお気持ちはわかります。でも本人の同意なくストレスチェックの結果を知ってはいけません。また医師による面接指導を経ずに事業主が就業上の措置を講じてもいけません。

さらに、個人の努力だけでは排除しきれないストレス要因が職場にはたくさんあります。

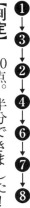

ストレスチェックの集団分析を通して職場のストレス要因を洗い出し、環境改善も行ってみましょう！

❶→❸→❷→❹→❻→❼→❺

【判定】40点。

【寸評】人事部門が実施者の指示を受けてストレスチェックの配布回収を行うことも可能ですが、個人情報に触れることはできません。必ず個別に密封されたものを回収して下さい。

高ストレス者ひとりひとりが心配で、それぞれの措置を考えてあげたいというお気持ちはわかります。でも本人の同意なくストレスチェックの結果を知ってはいけません。また医師による面接指導を経ずに事業主が就業上の措置を講じてもいけません。

さらに、個人の努力だけでは排除しきれないストレス要因が職場にはたくさんあります。ストレスチェックの集団分析を通して職場のストレス要因を洗い出し、環境改善も行ってみましょう！

❶→❷→❹→❻→❽

【判定】30点。

【寸評】高ストレス者が医師の面接指導を受けられて一安心ですね。でもそれだけではあまり良くならないかもしれません。医師から意見を聴取し、必要に応じて業務上の措置を講じましょう。

また個人の努力だけでは排除しきれないストレス要因が職場にはたくさんあります。ストレスチェックの集団分析を通して職場のストレス要因を洗い出し、環境改善も行ってみましょう！

❶→❸→❷→❹→❻→❽

【判定】 30点。

【寸評】 人事部門が実施者の指示を受けてストレスチェックの配布回収を行うことも可能ですが、個人情報に触れることはできません。必ず個別に密封されたものを回収して下さい。

高ストレス者が医師の面接指導を受けられて一安心ですね。でもそれだけではあまり良くならないかもしれません。医師から意見を聴取し、必要に応じて業務上の措置を講じましょう。

また個人の努力だけでは排除しきれないストレス要因が職場にはたくさんあります。ストレスチェックの集団分析を通して職場のストレス要因を洗い出し、環境改善も行ってみましょう！

❶→❷→❹→❻→❺
【判定】20点。

【寸評】本人は業務上の不利益を恐れて、医師面接の結果を事業主に正確に伝えることはできないと思います。医師面接後は医師からの意見を聴取し、必要に応じて業務上の措置を講じましょう。

❶→❸→❷→❹→❻→❺
【判定】20点。

【寸評】人事部門が実施者の指示を受けて配布回収を行うことも可能ですが、個人情報に触れることはできません。必ず個別に密封されたものを回収して下さい。

本人は業務上の不利益を恐れて、医師面接の結果を事業主に正確に伝えることはできないと思います。医師面接後は医師からの意見を聴取し、必要に応じて業務上の措置を講じましょう。

❶→❷→❹→❺
【判定】10点。

【寸評】医師の面接を経ずに事業主が就業上の措置を講じてはいけません。

❶→❸→❷→❹→❺

【判定】10点。

【寸評】人事部門が実施者の指示を受けて配布回収を行うことも可能ですが、個人情報に触れることはできません。必ず個別に密封されたものを回収して下さい。

医師の面接を経ずに事業主が就業上の措置を講じてはいけません。

❶→❷→❺

【判定】0点。残念でした。本書をよく読みましょう！

【寸評】本人の同意を得ないまま、事業主がストレスチェックの結果を知ってはいけません。また本人の同意を得てストレスチェックの結果を知った場合でも、医師の面接を経ずに就業上の措置を講じてはいけません。

❶→❸→❷→❺

【判定】0点。残念でした。本書をよく読みましょう！

【寸評】人事部門が実施者の指示を受けて配布回収を行うことも可能ですが、個人情報に触れることはできません。必ず個別に密封されたものを回収して下さい。

本人の同意を得ないまま、事業主がストレスチェックの結果を知ってはいけません。

また本人の同意を得てストレスチェックの結果を事業主が知った場合でも、医師の面接を経ずに就業上の措置を講じてはいけません。

❶→❸→❺

【判定】　0点。残念でした。本書をよく読みましょう！

【寸評】　人事部門が実施者の指示を受けて配布回収を行うことも可能ですが、個人情報に触れることはできません。必ず個別に密封されたものを回収して下さい。

またストレスチェックの結果は、本人の同意を得ないまま人事担当が知ってはいけません。

第5章

便利なツール紹介

第1章では、マンガによりストレスチェックの効用をご理解いただきました。第2章では、なぜストレスチェックが義務化になったのか、その背景となった近年の労働者の精神健康不調の動向と国の施策を概観しました。第3章では、職場環境の改善につなげるためのポイントを述べました。第4章では、読者の皆さんのストレスチェック活用能力を、シミュレーション・ゲーム形式で診断しました。

では最後に、便利なツールを紹介させていただきます。

1．ストレスチェック

ストレスチェックの項目は、各企業において独自の項目を選定することもできるようになっています。ただしストレスチェックの目的は、本人のストレスへの気づきと対処の支援および職場環境の改善にありますので、この目的に照らし、あらかじめ「仕事のストレス要因」「心身のストレス反応」ならびに「周囲のサポート」の3領域に関する内容が含まれているものを使いましょう。現在のところ国が示す標準的な項目は、「職業性ストレス簡易調査表（57項目）」となっています。

左記ホームページからダウンロードできます。

http://www.tmu-ph.ac/topics/pdf/questionnairePDF.pdf

2．ストレスチェックを職場環境改善に活かすためのツール

職場の人間関係や仕事のやりがい等の職場環境のソフト面（心的・制度的側面）の課題を発見し、具体的な職場全体の取り組みに役立てるための調査票「快適職場調査票（ソフト面）」も開発され、中央労働災害防止協会のサイトからダウンロードできます。

https://www.jisha.or.jp/kaiteki/soft/

また、ストレスチェックの集団分析を基に、社員が話し合い、具体的メンタルヘルス対策を進めて行く方法として本書で取り上げた進め方は、「KIZUNA《キズナ》カンパニーのつくり方」として実例を

入れてわかりやすく動画で紹介しています。スムースに進めるためのツールもダウンロードしてお使い頂けます。ここでは、国が推奨する「職業性ストレス簡易調査表（57項目）」を簡略化して29項目とし、これに「職場のイキイキ度」や「生産性」の項目を追加したストレスチェックを用いており、Web入力していただければ結果を診断し、職場改善前後の比較や経年変化も一目でわかるグラフにして返送するサービスも無料で行っています。

左記のサイトからご利用ください。

http://www.fukuokasanpo.jp/kizuna.html

3. 労働者のメンタルヘルスに関する総合的情報

「こころの耳」というサイトでは、改正労働安全衛生法のポイントほか、厚生労働省からの情報などを迅速に掲載しています。

http://kokoro.mhlw.go.jp/sp/

4. （資料1）改正労働安全衛生法 Q&A

（平成26年9月1日　厚生労働省発表）

ストレスチェック制度の創設

（全般）

Q1

ストレスチェック制度により、労働者がうつ病か否かが事業者に把握されてしまうのでしょうか？

A1

ストレスチェック制度（ストレスチェック及び面接指導）は、労働者のストレスの程度を把握することにより、労働者自身のストレスへの気付きを促すとともに、職場改善につなげていく一次予防を主な目的とした制度であり、精神疾患の早期発見を行うことを一義的な目的とした制度ではありません。

このため、ストレスチェックの内容も、あくまで労働者のストレスの程度を把握するための内容とする予定であり、精神疾患かどうかを把握する検査内容とすることは想定していません。

Q2
ストレスチェックの結果を解雇の理由に使うなど、事業者が悪用するおそれはないのでしょうか？

A2
ストレスチェック制度では、ストレスチェックの結果は、労働者の同意なく事業者に伝えてはならないこととされており、ストレスチェックの実施者や実施事務に従事した者に対しては守秘義務が課されています。

また、ストレスチェックの結果を通知された労働者が面接指導を申し出たことを理由とした不利益な取扱いを禁止する旨の規定が設けられているなど、事業者による不合理な不利益取扱いがなされないような仕組みとしています。

さらに、ストレスチェックの結果や、面接指導の結果などを理由として、不合理な不利益取扱いがなされることのないよう、今後、労使や専門家のご意見を聴きつつ、指針等で不合理な不利益取扱いに当たる事例などについてお示しすることを予定しています。

厚生労働省としては、このような制度の内容を周知するとともに、事業者に対して必要な指導を行っていきます。また、ストレスチェック制度の主な目的は、労働者自身のストレスへの気付きを促すとともに、職場改善につなげていく一次予防にあります。

労働者の健康確保のためには、労働者が安心してストレスチェックを受けることができる環境を整えることが重要であること等をしっかりと事業者に周知・啓発していき、制度の悪用がなされないよう取り組んでいきたいと考えています。

Q3（ストレスチェック）
全ての事業場が対象となるのでしょうか？

A3
ストレスチェックの実施が義務とされるのは、従業員数50人以上の事業場とされており、これは、産業医の選任義務が課されている事業場と同じ対象範囲です。

なお、従業員数50人未満の事業場については、当分の間、ストレスチェックの実施が努力義務とされています。

Q４
従業員数50人未満の事業場について努力義務とされているのはなぜですか？

A４
従業員数50人未満の事業場では、産業医の選任義務が課されていないなど体制が整っておらず、かつ、事業場の規模が小さいため、ストレスチェックの結果等の取扱いに当たって、労働者のプライバシーに十分配慮した情報管理等を行うことについて懸念があるため、義務ではなく、努力義務としています。

ただし、従業員数50人未満の事業場であっても、労働者のメンタルヘルス不調を未然に防止することは重要です。厚生労働省としても、そうした事業場でのストレスチェックを含めたメンタルヘルス対策が促進されるよう、周知・啓発を行うとともに、全国に設置している産業保健総合支援センター（左記ＵＲＬ参照）による面接指導の実施体制を整備することなどにより、支援を行っていきたいと考えています。

〈産業保健総合支援センター〉
http://www.rofuku.go.jp/shisetsu/tabid/578/Default.aspx

Q５
店舗の従業員数は50人未満なのですが、法人全体で従業員数50人を超える場合には義務となるのでしょうか？

A５
法人単位ではなく、事業場ごとの従業員数が50人未満か否かを確認しますので、法人全体で従業員数50人を超える場合であっても、事業場単位でみたときに従業員数が50人未満であれば、義務とはなりません。この考え方は、現行の産業医の選任義務の対象事業場と同様です。

なお、義務とならない小規模事業場の中でも、例えば、大企業の支店などであって、本社による統括管理等により実施体制が十分整っている場合には、そのような事業場についてはストレスチェックを実施していただくことが望ましいと考えています。

Q６
全ての労働者が対象となるのでしょうか？

A６

ストレスチェックの対象労働者は、一般健康診断の対象労働者と同じく、常時使用する労働者とする予定です。具体的には、期間の定めのない契約により使用される者（期間の定めのある契約により使用される者の場合は、1年以上使用されることが予定されている者、及び更新により1年以上使用されている者）であって、その者の1週間の労働時間数が当該事業場において同種の業務に従事する通常の労働者の1週間の所定労働時間数の4分の3以上であれば対象労働者となります。

なお、派遣労働者については、一般定期健康診断と同じく、派遣元事業主においてストレスチェックを実施していただくことになります。

Q7
健康診断とは異なり、労働者にストレスチェックを受ける義務が規定されていませんが、労働者は受けなくても問題ないのでしょうか？

A7
労働者にはストレスチェックを受ける義務が課されていないため、これを受けなかった場合に法令に違反することはありませんが、メンタルヘルス不調を未然に防止するためにも、ストレスに気づいていただくことは重要ですので、できるだけ受けていただくことが望ましいと考えています。

Q8
事業者は、希望する労働者にだけストレスチェックを実施すれば良いのでしょうか？

A8
労働者にストレスチェックを受ける義務は課されていませんが、労働者のセルフケアを促進していくためにも、労働者が希望するか否かにかかわらず、事業者は、対象となる労働者全員にストレスチェックを受ける機会を提供する必要があります。

Q9
ストレスチェックはどれくらいの頻度で実施すれば良いのでしょうか？　健康診断と同様に、年に1回実施すれば良いのでしょうか？

A9
ストレスチェックの実施頻度は、今後、労使や専門家のご意見を聴きつつ省令で定めることにしていますが、健康診断と同様に、1年以内ごとに1回以上実施していただくことを想定しています。

Q10
ストレスチェックを実施することができるのは、医師、保健師以外にどのような職種となるのでしょうか？

A10
医師、保健師以外では、一定の研修を受けた看護師と精神保健福祉士を想定しており、具体的には、今後、労使や専門家のご意見を聴きつつ省令で定めることにしています。

Q11
健康診断のように、ストレスチェックの実施を外部機関に委託しても問題ありませんか？

A11
問題ありません。委託により実施する際には、ストレスチェックの結果を実施者から直接労働者に通知する必要があり、労働者の同意なく事業者に通知してはならないことなどの点にご留意ください。

Q12
「心理的な負担の程度を把握するための検査（ストレスチェック）」とは具体的にどのようなものなのでしょうか？　面談形式で行うものですか？

A12
労働者の心理的な負担の程度を把握するため、労働者自身が該当する項目を選択するチェックシート方式で行う検査です。実施方法については、今後労使や専門家の意見も聞きつつ検討を行う予定ですが、面談形式に限定することは想定していません。

Q13
ストレスチェックの具体的な項目は決まっているのでしょうか？　これまで、９項目という話も聞いたことがありますが、最低限盛り込まなければならない項目はあるのでしょうか？　また、具体的な項目はいつ頃決まるのでしょうか？

A13
ストレスチェックの具体的な項目は、「職業性ストレス簡易調査票」などを参考に、労使や専門家の意見も聴きつつ検討を行い、標準的なものをお示しすることを考えています。

なお、９つのストレスチェック項目は、前回法案において、ストレスチェックのイメージとして例示したものであり、今般の改正法においては、従業員数50人未満の事業場は努力義務とされるなど、前回法案と前提が異なるため、最低限盛り込むべき内容も含め、改めて検討を行うこととしています。

なお、今後の検討スケジュールについては、第1回「ストレスチェック項目等に関する専門検討会」の資料4（80頁URL参照）をご参照ください。

〈ストレスチェック項目等に関する専門検討会〉
http://www.mhlw.go.jp/stf/shingi/2r98520000000aiuu.html#shingi203931

〈ストレスチェック制度に係る今後のスケジュール（案）〉
http://www.mhlw.go.jp/file/05-Shingikai-11201000-Roudoukijunkyoku-Soumuka/0000050911.pdf

Q14

「職業性ストレス簡易調査票」の57項目を実施していれば、十分なのでしょうか？　また、現在57項目のほかにも独自に項目を追加して（例えば100項目）ストレスチェックを実施している企業は、新制度に基づくストレスチェックとして、これまで通り実施することができるのでしょうか？

A14

A13のとおり、ストレスチェックの具体的な項目は、「職業性ストレス簡易調査票」などを参考に、労使や専門家のご意見も聴きつつ検討を行い、標準的なものをお示しすることを考えています。検討に当たっては、先行して実施している事業者の取組も考慮しつつ、検討を進めていきたいと考えていますが、こちらからお示しする標準的なものを全て含んでいるのであれば、基本的にはこれまでどおり実施していただいて問題ないと考えています。

なお、ストレスチェックの項目として盛り込むことが不適切な内容についても検討を行う予定です。

Q15

ストレスチェックの実施により、労働者のメンタルヘルス不調の予防に資するという根拠はあるのでしょうか？

A15

現在、ストレスを評価するための調査票としては、産業現場で広く活用されている57項目の「職業性ストレス簡易調査票」があります。この調査票は、平成７年から平成11年までの厚生労働省の委託研究により開発されたもので、約１万２千人を対象とした試験的調査により、その信頼性、妥当性が統計学的に確認されているものです。

ストレスチェックの具体的な項目は、今後、この「職業性ストレス簡易調査票」などを基本に、労使や専門家のご意見も聴きつつ検討を行い、標準的な内容をお示しすることを考えています。

また、ストレスチェックを効果的に実施するための手法等について、お示しする予定です。

Q16

現在、健康診断と併せてストレスチェックを実施しているのですが、今後も、健康診断と一緒に実施することは可能ですか？また、今後は、ストレスチェックの結果を事業者が把握することはできなくなるのでしょうか？

A16

ストレスチェックと健康診断を同じ機会に併せて実施していただくことは問題ありません。ただし、ストレスチェックの結果については、労働者の同意なく事業者に提供してはならないこととされておりますので、結果については、健康診断と異なる取扱いをしていただく必要がある点にはご留意ください。

Q17

新制度の施行後は、例えば、健康診断の医師の問診の場面で労働者のメンタルヘルス不調等の情報を把握した場合、事業者にそれを伝えることはできなくなるのでしょうか？

A17

一般定期健康診断の問診等において、医師が把握したメンタルヘルス不調に関する健康情報の取扱いは、これまでと変わりません。つまり、「労働者の心の健康の保持増進のための指針」（ＵＲＬ参照）にも記載されているように、事業者と産業保健スタッフは、以下に掲げる点に留意した上で、労働者の健康情報を取り扱う必要があります。

①　産業医等が、相談窓口や面接指導等により知り得た健康情報を含む労働者の個人情報を事業者等に提供する場合には、提供する情報の範囲と提供先を必要最小限とすること。その一方で、産業医等は、当該労働者の健康を確保するための就業上

の措置を実施するために必要な情報が的確に伝達されるように、集約・整理・解釈するなど適切に加工した上で提供すること。

② 事業者は、メンタルヘルスに関する労働者の個人情報を取り扱う際に、診断名や検査値等の生データの取扱いについては、産業医や保健師等に行わせることが望ましいこと。特に、誤解や偏見を生じるおそれのある精神障害を示す病名に関する情報は、慎重に取り扱うことが必要であること。

〈労働者の心の健康の保持増進のための指針〉

http://www.mhlw.go.jp/new-info/kobetu/roudou/gyousei/anzen/101004-3.html

Q18
産業医がストレスチェックを実施することは可能ですか？

A18
可能であり、適切な事後措置や職場環境の改善につなげるためにも、産業医が実施することがむしろ望ましいと考えています。ただし、ストレスチェック制度では、ストレスチェックを実施した医師等は、労働者の同意なく、その結果を事業者に提供してはならないこととされています。産業医がストレスチェックを実施した場合も同様に、労働者の同意なく事業者にその結果を伝えてはならないこととなりますので、ご留意ください。

Q19
外部機関にストレスチェックの実施を委託した場合、ストレスチェックを実施したその機関の医師等は、産業医に結果を提供しても問題ないのでしょうか？

A19
産業医がストレスチェックの企画・評価に関わり、実施者となる場合には問題ありませんが、産業医が実施者とならない場合には、その産業医に労働者の同意なく結果を提供してはならないこととなります。

Q20
ストレスチェックの結果について、職場の集団的なストレスの分析に用いるため、個人の結果がわからないように加工して事業者に提供することもできないのでしょうか？

A20
個々の労働者の結果であることが識別できないよう加工した集団的なデータであれば、労働者の同意なく、事業者に提供することは可能です。ただし、集団の単位が小さいなど、集団的なデータであっても個人が識別できるような場合には、労働者の同意なく、事業者に提供することはできません。

なお、職場の集団的なストレスの分析の具体的な方法などについては、今後、指針などでお示しする予定です。

Q21 事業者は、ストレスチェックの結果は保存しなくて良いのでしょうか？

A21 ストレスチェックの結果の保存は、ストレスチェックの実施者において行うことを想定していますが、具体的な保存方法などについては、今後労使や専門家の意見も聴きつつ検討を行い、お示しする予定です。

Q22 健康診断のように、事業者は、ストレスチェックを実施した旨の報告を監督署に行う必要があるのでしょうか？

A22 ストレスチェックの実施状況を把握するため、事業者には、労働基準監督署にその実施状況について報告していただく仕組みを設けることを考えています。

具体的には、今後、労使や専門家のご意見を聴きつつ省令で定めることにしています。

Q23 法第66条第1項の「健康診断」から「第66条の10第1項の検査」（＝ストレスチェック）が除かれているのはなぜですか？

A23 健康診断とストレスチェックは、いずれも労働者の健康の状況を把握するためのものであるという観点では、重複した概念となっています。両者を事業者の義務とする場合に、義務が一部重複することになるため、法技術的な観点からその重複を避けるため法第66条第1項の「健康診断」から「第66条の10第1項の検査」（＝ストレスチェック）を除く改正を行ったものです。

なお、これにより、健康診断とストレスチェックを同時に行うことを否定するものではありませ

ん。（A16参照）

（面接指導）

Q24
法第66条の10第3項の「面接指導」とは具体的にどのようなものなのでしょうか？

A24
面接指導は、問診その他の方法により心身の状況を把握し、これに応じて面接により必要な指導を行うもので、これに基づき必要な措置が行われることになります。

具体的な実施方法などについては、今後、労使や専門家のご意見を聴きつつ省令で定めることにしています。

Q25
医師以外が面接指導を実施することはできないのでしょうか？

A25
A24のとおり、面接指導は、問診その他の方法により労働者の心身の状況を把握し、面接により必要な指導を行うものであるため、医学的な知見を有する医師でなければ実施することができない仕組みとしています。

Q26
面接指導の結果は、労働者の同意なく事業者が把握しても構わないのですか？

A26
面接指導は、労働者の申出に基づくものであり、面接指導の結果、事業者は、必要に応じて労働者の健康を確保するため就業上の措置を講じなければならないため、面接指導を実施した医師からその結果を入手することとなっており、労働者の同意なく、その結果を把握することができます。

Q27
事業者は、面接指導の申出を理由として不利益な取扱いをしてはならないこととされていますが、「不利益な取扱い」とは具体的にどのようなものを指すのでしょうか？

A27
不利益な取扱いとしては、例えば、面接指導の申出の後に、当該申出があったことを理由として解雇、減給、降格、不利益な配置の転換等がされた場合などが考えられます。具体的には、今後、労使や専門家のご意見を聴きつつ検討を行い、不適当と考えられる事例を指針等で示すことを予定しています。

Q28　面接指導の結果に基づく必要な措置について医師の意見を聴くことになっていますが、意見を聴くのは面接指導を実施した医師でなければならないのでしょうか?

A28
　面接指導を実施した医師から、面接指導の結果報告に併せて意見を聴取することが適当です。また、面接指導を実施した医師が、当該面接指導を受けた労働者の所属する事業場で選任されている産業医でない場合には、面接指導を実施した医師からの意見聴取と併せて、当該事業場で選任されている産業医の意見を聴取することも考えられます。

Q29　法第66条の10第1項の「厚生労働省令で定めるところ」とは、具体的に何を定めるのでしょうか?(省令事項等)

A29
　今後、具体的に検討する予定ですが、現時点では、
①ストレスチェックの実施頻度として、現行の一般健康診断と同様に、1年以内ごとに1回以上実施すること、
②今後、専門家等のご意見を踏まえて検討することとしている、ストレスチェックの項目の考え方などを定めることを考えています。

Q30　法第66条の10第2項の「厚生労働省令で定めるところ」とは、具体的に何を定めるのでしょうか?

A30
　今後、具体的に検討する予定ですが、現時点では、ストレスチェックを行った医師、保健師等からの結果の通知は、検査が行われた後、遅滞なく行わなければならないことなどを定めることを考えています。

Q31　法第66条の10第3項の「厚生労働省令で定めるところ」とは、「厚生労働省令で定める要件」及び「厚生労働省令で定めるところ」とは、具体的に何を定めるのでしょうか?

A31
　いずれも、今後、具体的に検討する予定ですが、現時点では、「厚生労働省令で定める要件」として

は、ストレスチェックの結果、高ストレスと評価された労働者であることなどを定めることを考えています。また、「厚生労働省令で定めるところ」としては、
①労働者から申出があった後、遅滞なく面接指導を行わなければならないこと、
②労働者の勤務の状況等、面接指導において医師が確認すべき事項などについて定めることを考えています。

Q32
法第66条の10第4項の「厚生労働省令で定めるところ」とは、具体的に何を定めるのでしょうか？

A32
今後、具体的に検討する予定ですが、現時点では、面接指導の結果の記録を作成して、これを5年間保存することなどを定めることを考えています。

Q33
法第66条の10第5項の「厚生労働省令で定めるところ」とは、具体的に何を定めるのでしょうか？

A33
今後、具体的に検討する予定ですが、現時点では、医師からの意見聴取は、面接指導が行われた後、遅滞なく行わなければならないこと等を定めることなどを定めることを考えています。

Q34
法第66条の10第7項の指針は、具体的に何を定めるのでしょうか？

A34
面接指導の結果及び医師の意見を踏まえ、事業者が講ずべき労働者の健康を保持するために必要な措置の適切かつ有効な実施を図るため、必要な内容を盛り込む予定です。
具体的には、医師からの意見聴取の方法、就業上の措置の区分とその決定方法、面接指導の結果に基づく不合理な不利益取扱いの考え方などについて定めることとしていますが、詳細は、今後、労使や専門家のご意見を聴きつつ、検討を行っていきます。

Q35
法第66条の10第9項でストレスチェックに関する医師等の研修の実施に努める旨が規定されていますが、研修の予定はどのようになっていますか？

A35
ストレスチェックが適切に実施されるよう、来年度以降、医師等に対する研修を実施することとしています。研修の内容等は今後具体的に検討する予定です。

Q36
なぜ、労働者にストレスチェックを受ける義務は課されなかったのでしょうか?

A36
今回のストレスチェック制度は、労働者のメンタルヘルスに関する情報という、極めて機微性の高いものを取り扱うこと、既にメンタルヘルス不調で治療を受けている者にとっては、ストレスチェックを受けなければならないこと自体が精神的負担を与えるおそれもあることから、希望しない労働者にまで一律に義務づけることは適当でないとの御意見を踏まえ、労働者がストレスチェックを受ける義務の規定を設けないこととしたものです。

5.（資料２）改正労働安全衛生法　条文

―ストレスチェック部分のみ―

（心理的な負担の程度を把握するための検査等）

第六十六条の十
事業者は、労働者に対し、（厚生労働省令で定めるところにより、医師、保健師その他の厚生労働省令で定める者）以下この条において「医師等」という。による心理的な負担の程度を把握するための検査を行わなければならない。

２　事業者は、前項の規定により行う検査を受けた労働者に対し、厚生労働省令で定めるところにより、当該検査を行った医師等から当該検査の結果が通知されるようにしなければならない。この場合において、当該医等は、あらかじめ当該検査を受けた労働者の同意を得ないで、当該労働者の検査の結果を事業者に提供してはならない。

３　事業者は、前項の規定による通知を受けた労働者であって、心理的な負担の程度が労働者の健康の保持を考慮して厚生労働省令で定める要件に該当するものが医師による面接指導を受けることを希望する旨を申し出たときは、当該申出をした労働者に対し、厚生労働省令で定めるところにより、医師による面接指導を行わなければならない。この場合において、事業者は、労働者が当該申出をしたことを理由として、当該労働者に対し、不利益な取扱いをしてはならない。

4　事業者は、厚生労働省令で定めるところにより、前項の規定による面接指導の結果を記録しておかなければならない。

5　事業者は、第三項の規定による面接指導の結果に基づき、当該労働者の健康を保持するために必要な措置について、厚生労働省令で定めるところにより、医師の意見を聴かなければならない。

6　事業者は、前項の規定による医師の意見を勘案し、その必要があると認めるときは、当該労働者の実情を考慮して、就業場所の変更、作業の転換、労働時間の短縮、深夜業の回数の減少等の措置を講ずるほか、当該医師の意見の衛生委員会若しくは安全衛生委員会又は労働時間等設定改善委員会への報告その他の適切な措置を講じなければならない。

7　厚生労働大臣は、前項の規定により事業者が講ずべき措置の適切かつ有効な実施を図るため必要な指針を公表するものとする。

8　厚生労働大臣は、前項の指針を公表した場合において必要があると認めるときは、事業者又はその団体に対し、当該指針に関し必要な指導等を行うことができる。

9　国は、心理的な負担の程度が労働者の健康の保持に及ぼす影響に関する医師等に対する研修を実施するよう努めるとともに、第二項の規定により通知された検査の結果を利用する労働者に対する健康相談の実施その他の当該労働者の健康の保持増進を図ることを促進するための措置を講ずるよう努めるものとする。

6.（資料3）都道府県産業保健総合支援センター一覧（全国43ヵ所）

北海道産業保健総合支援センター
〒060-0001 札幌市中央区北1条西7-1

プレスト１・７ビル２Ｆ
ＴＥＬ０１１-２４２-７７０１
ＦＡＸ０１１-２４２-７７０２

青森産業保健総合支援センター
〒０３０-０８６２ 青森市古川２-２０-３
朝日生命青森ビル８Ｆ
ＴＥＬ０１７-７３１-３６６１
ＦＡＸ０１７-７３１-３６６０

岩手産業保健総合支援センター
〒０２０-００４５　盛岡市盛岡駅西通２-９-１
マリオス14Ｆ
ＴＥＬ０１９-６２１-５３６６
ＦＡＸ０１９-６２１-５３６７

宮城産業保健総合支援センター
〒９８０-６０１５ 仙台市青葉区中央４-６-１
住友生命仙台中央ビル15Ｆ
ＴＥＬ ０２２-２６７-４２２９
ＦＡＸ ０２２-２６７-４２８３

秋田産業保健総合支援センター
〒０１０-０８７４ 秋田市千秋久保田町６-６
秋田県総合保健センター４Ｆ
ＴＥＬ ０１８-８８４-７７７１
ＦＡＸ ０１８-８８４-７７８１

山形産業保健総合支援センター
〒９９０-００４７ 山形市旅籠町３-１-４
食糧会館４Ｆ
ＴＥＬ ０２３-６２４-５１８８
ＦＡＸ ０２３-６２４-５２５０

福島産業保健総合支援センター
〒９６０-８０３１ 島県福島市栄福町６-６
ＮＢＦユニックスビル10Ｆ
ＴＥＬ ０２４-５２６-０５２６
ＦＡＸ ０２４-５２６-０５２８

茨城産業保健総合支援センター
〒３１０-００２１ 茨城県水戸市南町３-４-10
住友生命水戸ビル８Ｆ
ＴＥＬ ０２９-３００-１２２１
ＦＡＸ ０２９-２２７-１３３５

栃木産業保健総合支援センター
〒３２０-０８１１ 宇都宮市大通り１-４-24
ＭＳＣビル４Ｆ
ＴＥＬ ０２８-６４３-０６８５

ＦＡＸ ０２８-６４３-０６９５

群馬産業保健総合支援センター

〒３７１-００２２ 前橋市千代田町１-７-４

群馬メディカルセンタービル２Ｆ

ＴＥＬ ０２７-２３３-００２６

ＦＡＸ ０２７-２３３-９９６６

埼玉産業保健総合支援センター

〒３３０-００６３ さいたま市浦和区高砂２-２-３

さいたま浦和ビルディング６Ｆ

ＴＥＬ ０４８-８２９-２６６１

ＦＡＸ ０４８-８２９-２６６０

千葉産業保健総合支援センター

〒２６０-００１３ 千葉市中央区中央３-３-８

オーク千葉中央ビル８Ｆ

ＴＥＬ ０４３-２０２-３６３９

ＦＡＸ ０４３-２０２-３６３８

東京産業保健総合支援センター

〒１０２-００７５ 千代田区三番町６-14

日本生命三番町ビル３Ｆ

ＴＥＬ 03-５２１１-４４８０

ＦＡＸ 03-５２１１-４４８５

神奈川産業保健総合支援センター

〒２２１-０８３５ 横浜市神奈川区

鶴屋町３-29-１ 第６安田ビル３Ｆ

ＴＥＬ ０４５-４１０-１１６０

ＦＡＸ ０４５-４１０-１１６１

新潟産業保健総合支援センター

〒９５１-８０５５ 新潟市中央区礎町通

二ノ町２０７７

朝日生命新潟万代橋ビル６Ｆ

ＴＥＬ ０２５-２２７-４４１１

ＦＡＸ ０２５-２２７-４４１２

富山産業保健総合支援センター

〒９３０-０８５６ 富山市牛島新町５-５

インテックビル４Ｆ

ＴＥＬ ０７６-４４４-６８６６

ＦＡＸ ０７６-４４４-６７９９

石川産業保健総合支援センター

〒９２０-００３１ 金沢市広岡３-１-１

金沢パークビル９Ｆ

ＴＥＬ ０７６-２６５-３８８８

ＦＡＸ ０７６-２６５-３８８７

福井産業保健総合支援センター
〒９１０-０００６ 福井市中央１-３-１
加藤ビル７Ｆ
ＴＥＬ ０７７６-27-６３９５
ＦＡＸ ０７７６-27-６３９７

山梨産業保健総合支援センター
〒４００-００３１ 甲府市丸の内２-32-11
山梨県医師会館４Ｆ
ＴＥＬ ０５５-２２０-７０２０
ＦＡＸ ０５５-２２０-７０２１

長野産業保健総合支援センター
〒３８０-０９３６ 長野市岡田町２１５-１
日本生命長野ビル４Ｆ
ＴＥＬ ０２６-２２５-８５３３
ＦＡＸ ０２６-２２５-８５３５

岐阜産業保健総合支援センター
〒５００-８８４４ 岐阜市吉野町６-16
大同生命・廣瀬ビルＢ１Ｆ
ＴＥＬ ０５８-２６３-２３１１
ＦＡＸ ０５８-６２３-２３６６

静岡産業保健総合支援センター
〒４２０-００３４ 静岡市葵区常磐町２-13-１
住友生命静岡常磐町ビル９Ｆ
ＴＥＬ ０５４-２０５-０１１１
ＦＡＸ ０５４-２０５-０１２３

愛知産業保健総合支援センター
〒４６０-０００４ 名古屋市中区新栄町２-13
栄第一生命ビルディング９Ｆ
ＴＥＬ ０５２-９５０-５３７５
ＦＡＸ ０５２-９５０-５３７７

三重産業保健総合支援センター
〒５１４-０００３ 津市桜橋２-１９１-４
三重県医師会館ビル５Ｆ
ＴＥＬ ０５９-２１３-０７１１
ＦＡＸ ０５９-２１３-０７１２

滋賀産業保健総合支援センター
〒５２０-００４７ 大津市浜大津１-２-22
大津商中日生ビル８Ｆ
ＴＥＬ ０７７-５１０-０７７０
ＦＡＸ ０７７-５１０-０７７５

京都産業保健総合支援センター
〒６０４-８１８６ 京都市中京区車屋町通

御池下ル梅屋町361-1
アーバネックス御池ビル東館5F
TEL 075-212-2600
FAX 075-212-2700

大阪産業保健総合支援センター
〒540-0033 大阪市中央区石町2-5-3
エル・おおさか南館9F
TEL 06-6944-1191
FAX 06-6944-1192

兵庫産業保健総合支援センター
〒651-0087 神戸市中央区御幸通6-1-20
三宮山田東急ビル8F
TEL 078-230-0283
FAX 078-230-0284

奈良産業保健総合支援センター
〒630-8115 奈良市大宮町1-1-32
奈良交通第3ビル3F
TEL 0742-25-3100
FAX 0742-25-3101

和歌山産業保健総合支援センター
〒640-8137 和歌山市吹上2-1-22
和歌山県日赤会館7F
TEL 073-421-8990
FAX 073-421-8991

鳥取産業保健総合支援センター
〒680-0846 鳥取市扇町115-1
鳥取駅前第一生命ビルディング6F
TEL 0857-25-3431
FAX 0857-25-3432

島根産業保健総合支援センター
〒690-0003 松江市朝日町477-17
明治安田生命松駅前ビル7F
TEL 0852-59-5801
FAX 0852-59-5881

岡山産業保健総合支援センター
〒700-0907 岡山市北区下石井2-1-3
岡山第一生命ビルディング12F
TEL 086-212-2221
FAX 086-212-1223

広島産業保健総合支援センター
〒730-0011 広島市中区基町11-13
広島第一生命ビル5F

ＴＥＬ ０８２‐２２４‐１３６１
ＦＡＸ ０８２‐２２４‐１３７１

山口産業保健総合支援センター
〒７５３‐００５１ 山口市旭通り２‐９‐19
山口建設ビル４Ｆ
ＴＥＬ ０８３‐９３３‐０１０５
ＦＡＸ ０８３‐９３３‐０１０６

徳島産業保健総合支援センター
〒７７０‐０８６１ 徳島市住吉４‐11‐10
徳島県医師会館２Ｆ
ＴＥＬ ０８８‐６５６‐０３３０
ＦＡＸ ０８８‐６５６‐０５５０

香川産業保健総合支援センター
〒７６０‐００２５ 高松市古新町２‐３
三井住友海上高松ビル４Ｆ
ＴＥＬ ０８７‐８２６‐３８５０
ＦＡＸ ０８７‐８２６‐３８３０

愛媛産業保健総合支援センター
〒７９０‐００１１ 松山市千舟町４‐５‐４
松山千舟４５４ビル２Ｆ
ＴＥＬ ０８９‐９１５‐１９１１
ＦＡＸ ０８９‐９１５‐１９２２

高知産業保健総合支援センター
〒７８０‐０８７０ 高知市本町４‐１‐８
高知フコク生命ビル７Ｆ
ＴＥＬ ０８８‐８２６‐６１５５
ＦＡＸ ０８８‐８２６‐６１５１

福岡産業保健総合支援センター
〒８１２‐００１６ 福岡市博多区
博多駅南２‐９‐30
福岡県メディカルセンタービル１Ｆ
ＴＥＬ ０９２‐４１４‐５２６４
ＦＡＸ ０９２‐４１４‐５２３９

佐賀産業保健総合支援センター
〒８４０‐０８１６ 佐賀市駅南本町６‐４
佐賀中央第一生命ビル４Ｆ
ＴＥＬ ０９５２‐41‐１８８８
ＦＡＸ ０９５２‐41‐１８８７

長崎産業保健総合支援センター
〒８５２‐８１１７ 長崎市平野町３‐５
建友社ビル３Ｆ
ＴＥＬ ０９５‐８６５‐７７９７

FAX 095-848-1177

熊本産業保健総合支援センター
〒860-0806 熊本市中央区花畑町9-24
住友生命熊本ビル3F
TEL 096-353-5480
FAX 096-359-6506

大分産業保健総合支援センター
〒870-0046 大分県大分市荷揚町3-1
いちご・みらい信金ビル6F
TEL 097-573-8070
FAX 097-573-8074

宮崎産業保健総合支援センター
〒880-0806 宮崎市広島1-18-7
大同生命宮崎ビル6F
TEL 0985-62-2511
FAX 0985-62-2522

鹿児島産業保健総合支援センター
〒890-0052 鹿児島市上之園町25-1
中央ビル4F
TEL 099-252-8002
FAX 099-252-8003

沖縄産業保健総合支援センター
〒901-0152 那覇市字小禄1831-1
沖縄産業支援センター2F
TEL 098-859-6175
FAX 098-859-6176

本部所在地
〒212-0013
神奈川県川崎市幸区堀川町580番地
ソリッドスクエア東館
TEL 044-556-9833 (総務部)

謝辞

本書作成にあたり貴重なご意見を賜りました茨城県立医療大学教授永田博司様、日本労働組合総連合会（連合）総合政策局総合局長川島千裕様、公益財団法人関西カウンセリングセンター理事長古今堂靖様、日本保健医療大学学生有志「書名考案委員会」の皆様、過分な推薦の辞を賜りました独立行政法人労働者健康福祉機構福岡産業保健総合支援センター所長織田進様、そして編集作業に多大なるご尽力を賜りました株式会社世論時報社出版部長河田英治様はじめ皆様に、心より感謝申し上げます。

あとがき

雪が電車の音まで吸収し、東京とは思えない静まり返った真冬の午後のひととき。先生は、半分ほど完成した本書原稿に目を通されました。私はただ窓の雪をぼんやり眺め緊張を紛らわすばかりの、長い時間　―後から思えば幸せな時間―　でした。

内科医のバイブル『ワシントンマニュアル』を翻訳され、看護職のバイブル『看護大事典』と産業保健専門家のバイブル『産業保健マニュアル』を書かれたのは3名の各専門家ではなく同一人物でした。非凡な才能で多領域の専門を極め、日本の医療・保健行政を担ってこられた先生です。

御病床とはいえ、クリアで回転の速い思考は少しの曇りもなく、私はいつもどおり背筋を張り、先生から発せられる御言葉を聞き漏らさぬよう全霊を傾けていました。

しばらくして先生は、御顔を上げ私を直視しながら仰いました。

「絵、上手ですね」

「え？　ですか、それは私ではなくて、プロの漫画家さんが…」

すると先生は弾けたように御笑いになり、

「でしょうね」

そして、

「わかりやすい。中小企業をコツコツ歩いた池田君と、何事も専門家や現場の人の声をよく聞きながら熱心に勉強して行政に携わってきた半田さんが共同で、現場に役立つテキストを作ってくれたね。ありがとう」

と。続けて、

「日本の労働者のために、役に立つ専門家になってください。大丈夫。今までみたいに地道にやっていればいいのだからね」

これが先生の最期の御言葉になってしまいました。

窓の外の雪をまとっていた樹は今、初夏の陽に輝いています。出版される頃、そうつぶやくでしょう。先生の達筆な御手紙はもう届きませんが、この本は現場の皆様に少しでもお役に立てていますか？遠い空からどうぞ見守っていてください。

本書を、東京大学名誉教授で元産業医科大学学長の恩師、和田攻先生と御令室様に捧げます。

平成27年2月14日（和田攻先生の御命日に）

池田　智子

ストレスチェックで変わる会社の未来

改正安衛法を会社の活力につなげる
ガイドブック

平成27年5月30日 第1刷第1版発行
平成29年3月30日 第1刷第3版発行

著　者　池田智子　半田有通
発行者　馬場英治
発行所　株式会社世論時報社
東京都世田谷区桜新町2-25-15
TEL　03-6413-6121
FAX　03-6413-6799
e-mail：seron2009@seronjihou.co.jp
印　刷　株式会社世論時報社
製　本　田中製本印刷株式会社